KOCHEN OHNE BLABLA

LIGHT

DK

INHALT

GEMÜSE

DESSERTS

EINKAUFSLISTEN

REGISTER

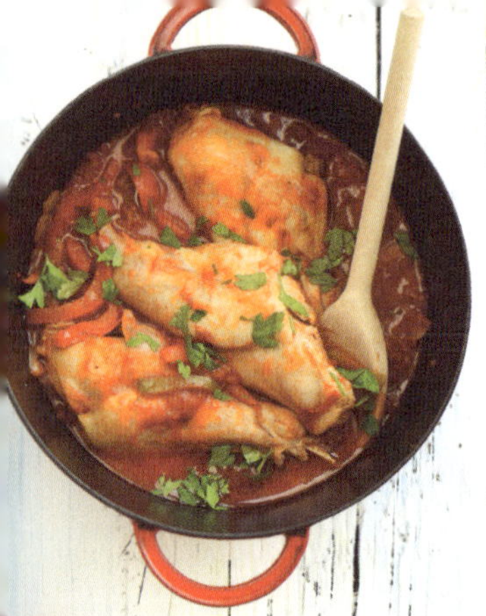
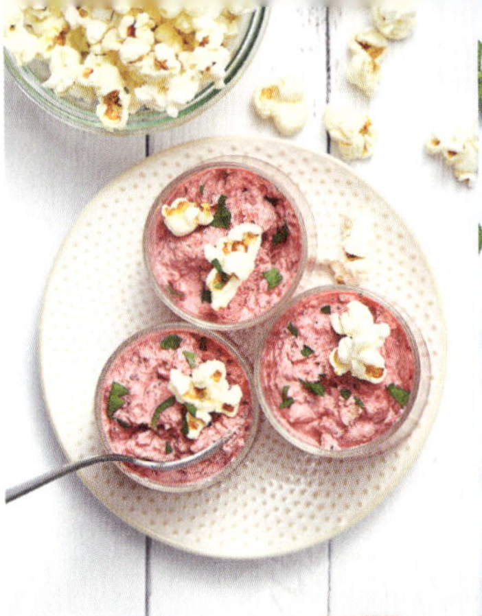
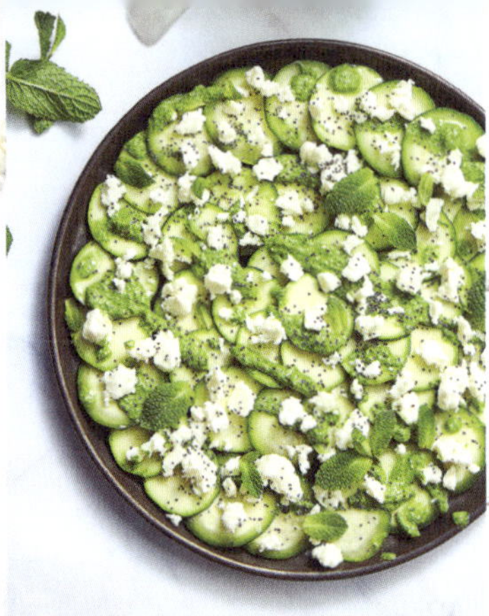
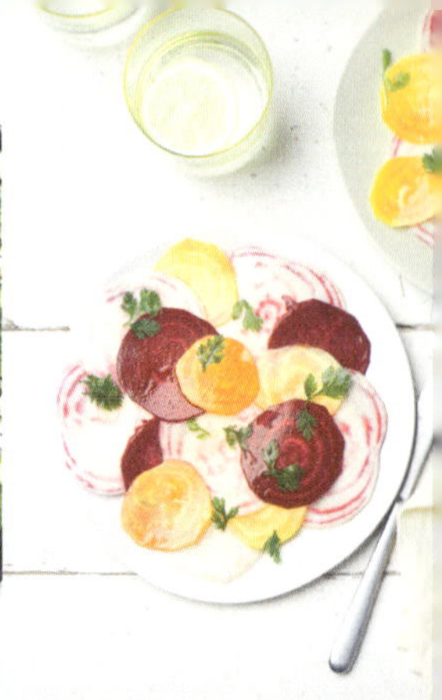
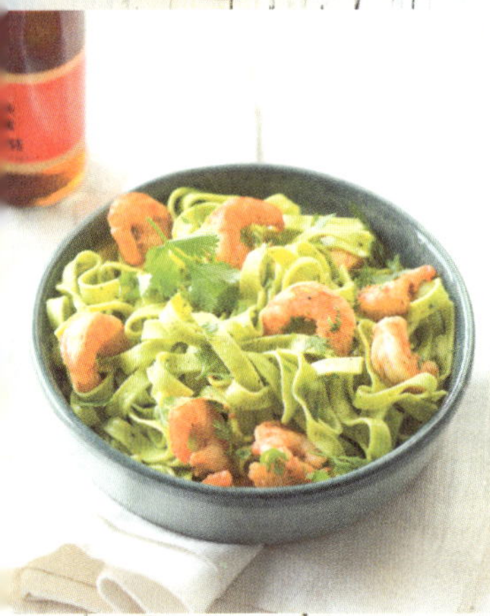
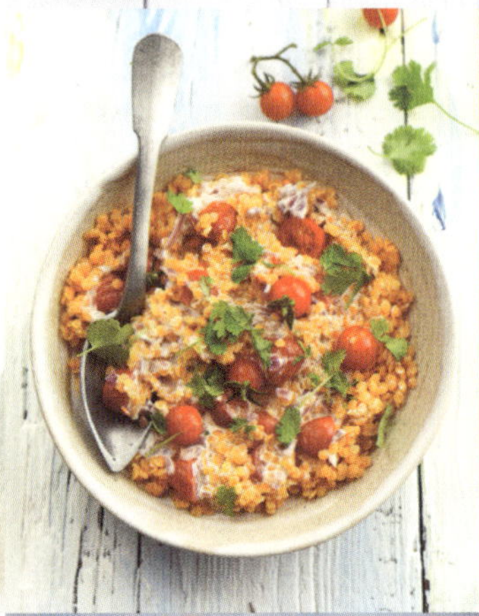
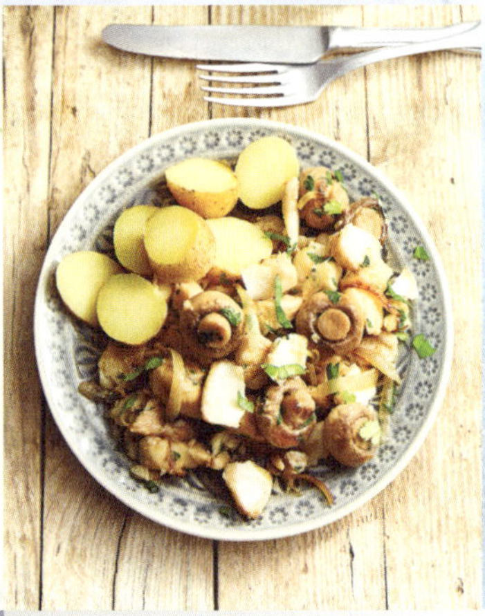
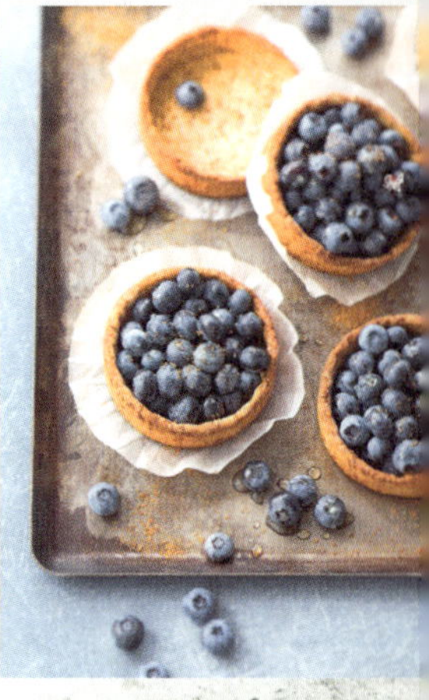
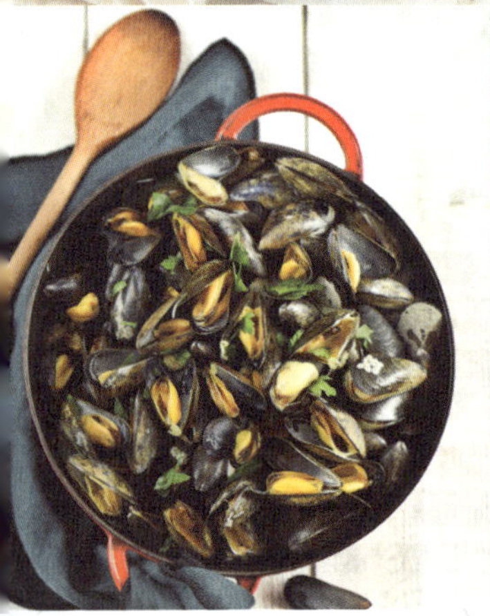
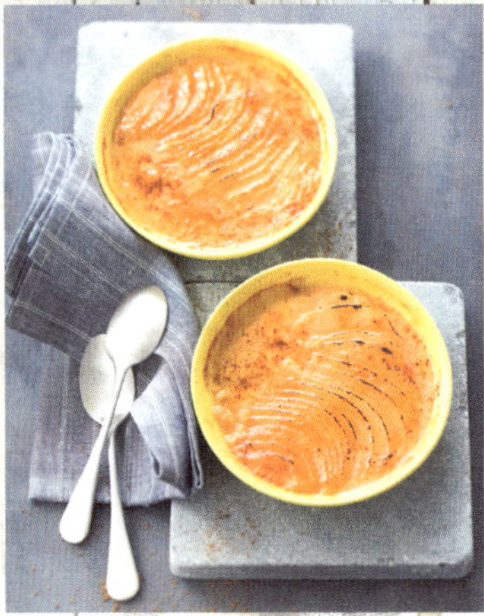
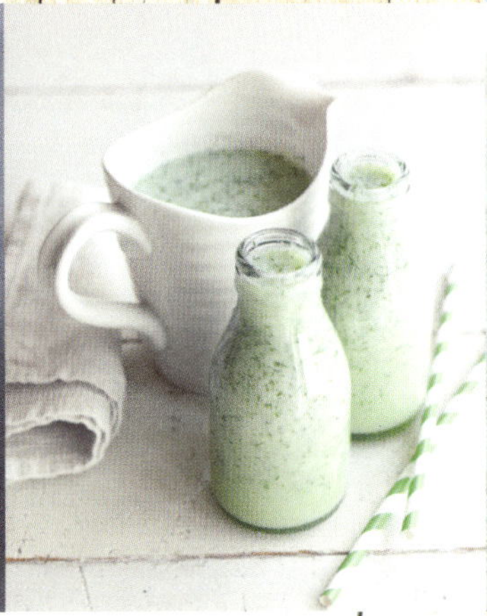
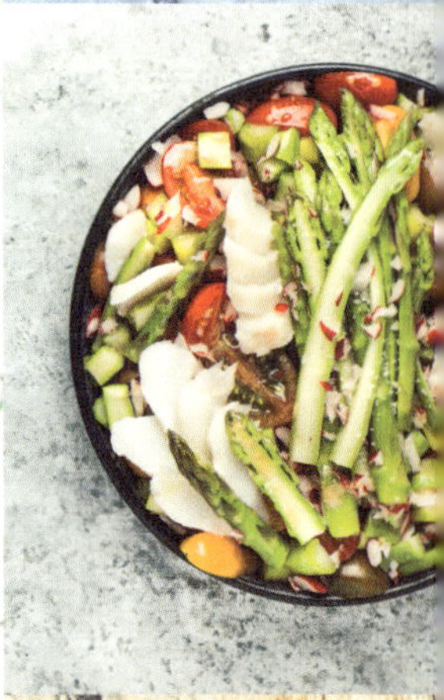
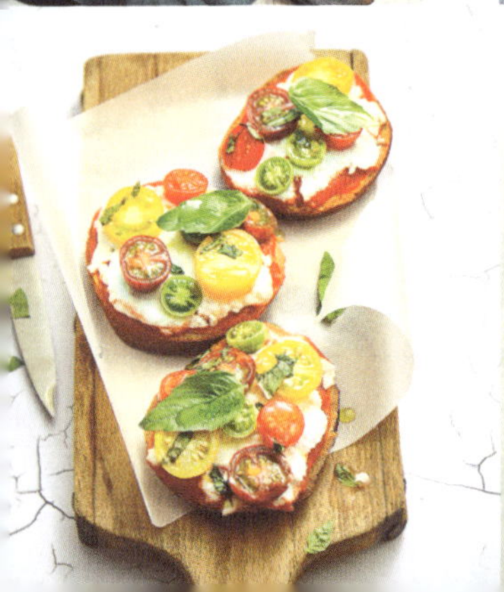
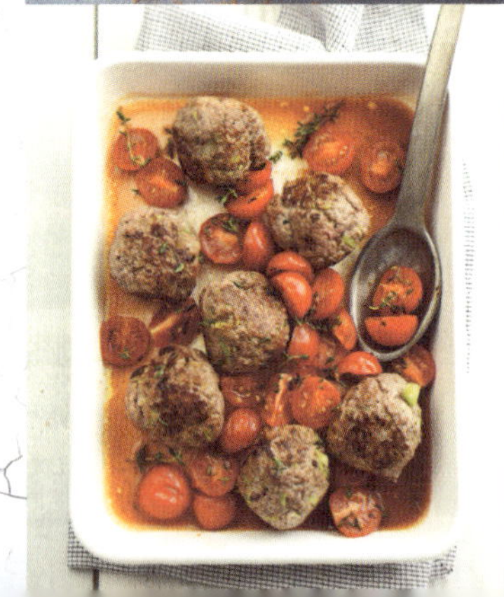
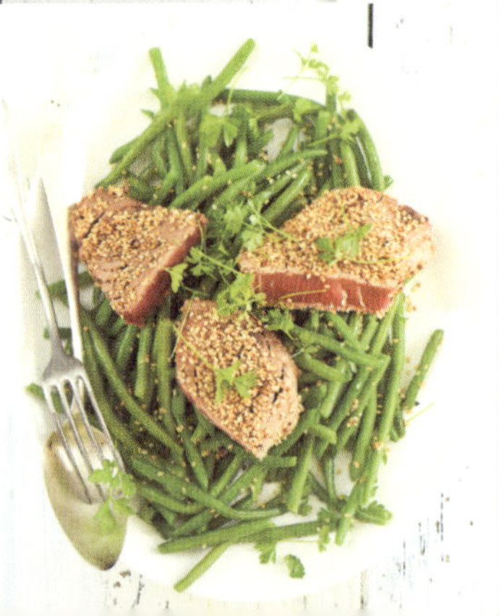
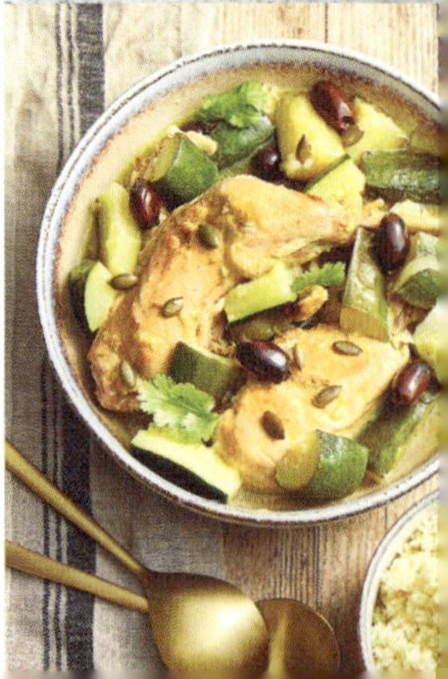

NUR KURZES BLABLA VORWEG …

NIEMAND HAT HEUTZUTAGE ZEIT, SICH STUNDENLANG AN DEN HERD ZU STELLEN. WEIL WIR ABER ALLE TROTZDEM GERN AUSGEWOGEN ESSEN, PRÄSENTIEREN WIR IN DIESEM BUCH 65 FIGURFREUNDLICHE REZEPTE, DIE MIT EINEM BLICK ZU ÜBERSCHAUEN SIND.

Eigentlich würdest du gern häufiger kochen, aber du hast keine Lust, endlose Rezepttexte zu studieren? Du würdest gern einmal Sojasprossen probieren, weißt aber nicht genau, was man damit anfangen kann? Du isst gern leichte Gerichte, möchtest aber nicht mehr als eine halbe Stunde in der Küche verbringen?

Die Rezepte in diesem Buch sind so schnell und einfach nachzukochen, dass sie sich auch in einen vollen Alltag integrieren lassen. Jedes Rezept gibt die Zutaten nacheinander an. Die Pfeile zeigen, wie die Arbeitsschritte aufeinanderfolgen. Also zähle 1 und 1 zusammen und lass dich von den 65 Rezepten überraschen!

DAS PRINZIP IST GANZ EINFACH: Bild für Bild in der Reihenfolge der Pfeile vorgehen, dann kommt am Ende etwas Feines auf den Tisch. So einfach ist das!

01 MINI-MUFFINS

mit Spinat und Roquefort

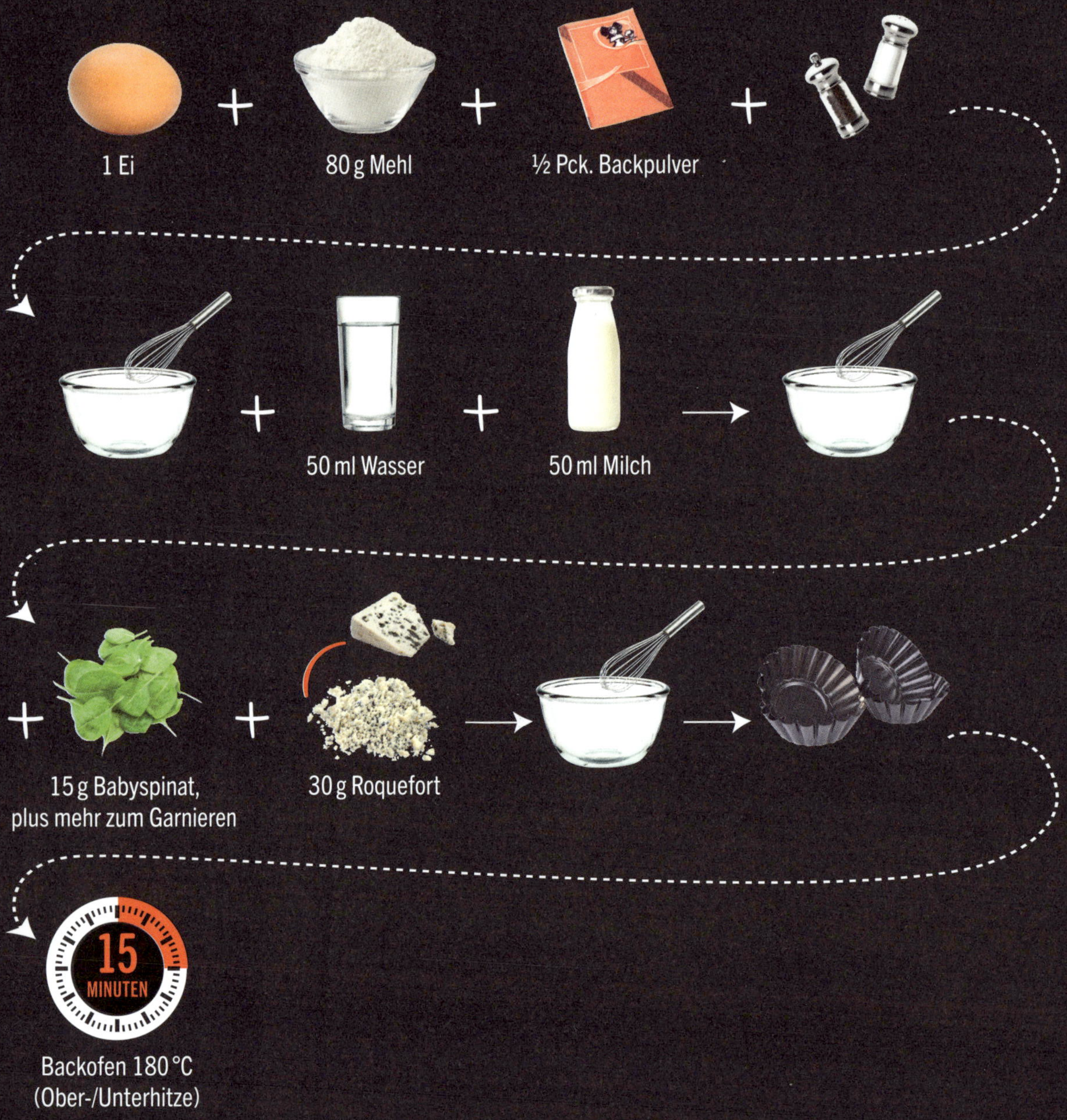
1 Ei
80 g Mehl
½ Pck. Backpulver
50 ml Wasser
50 ml Milch
15 g Babyspinat,
plus mehr zum Garnieren
30 g Roquefort
15
MINUTEN
Backofen 180 °C
(Ober-/Unterhitze)

FÜR 18 MINI-MUFFINS

VORBEREITEN: 15 MINUTEN

GAREN: 15 MINUTEN

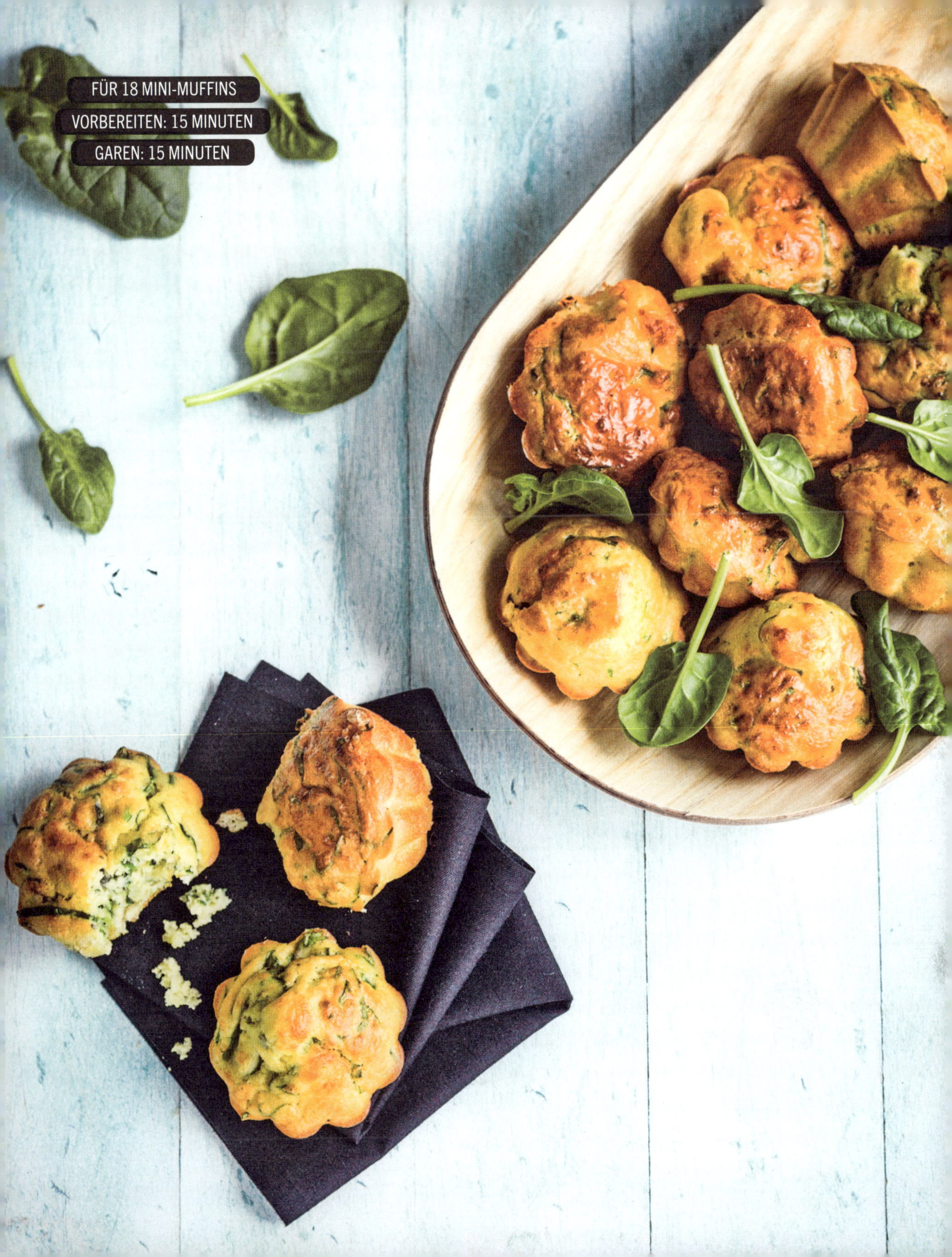

02 TOFU-TEIGTASCHEN

mit Thunfisch

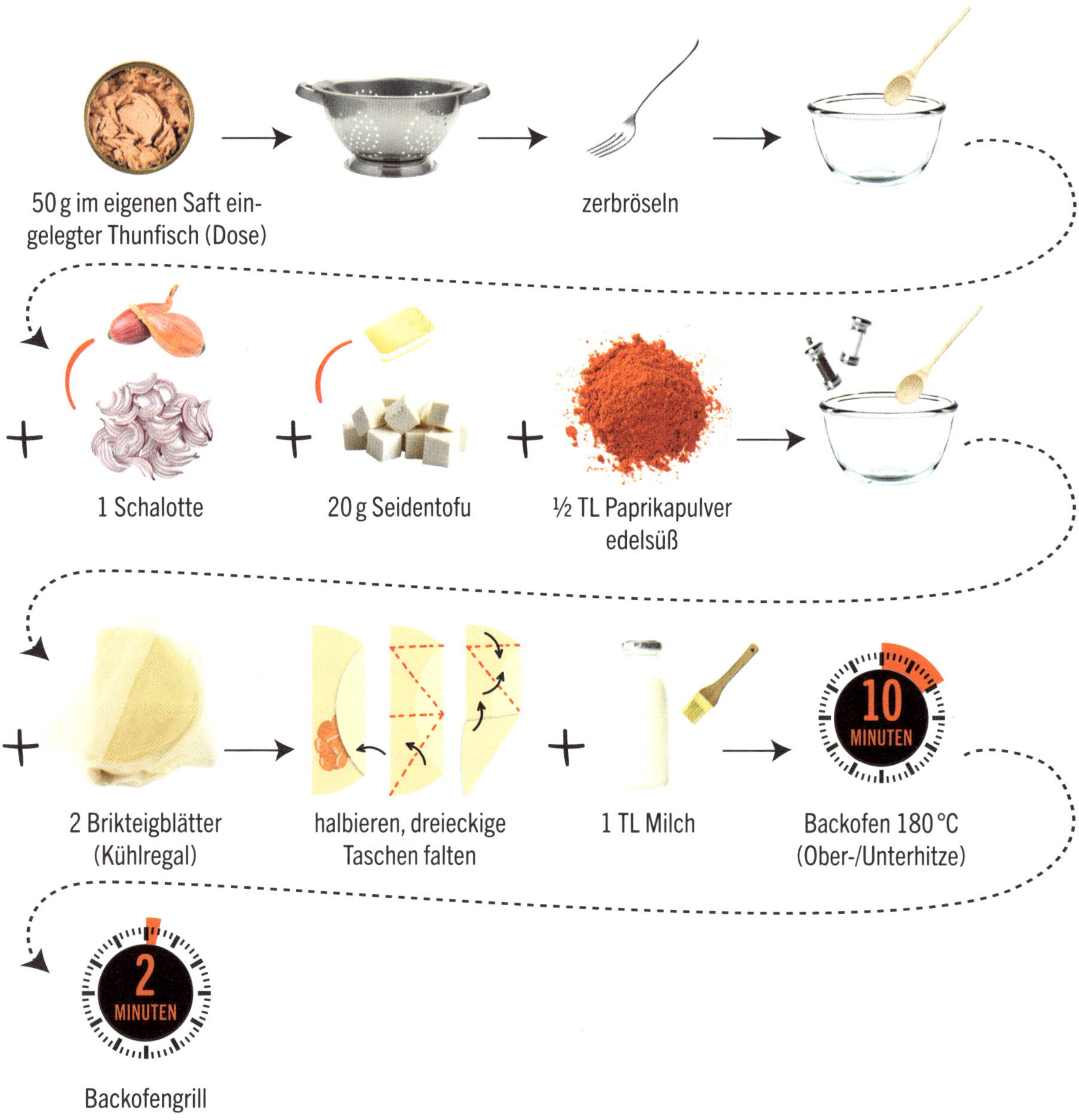

FÜR 4 STÜCK

VORBEREITEN: 15 MINUTEN

GAREN: 12 MINUTEN

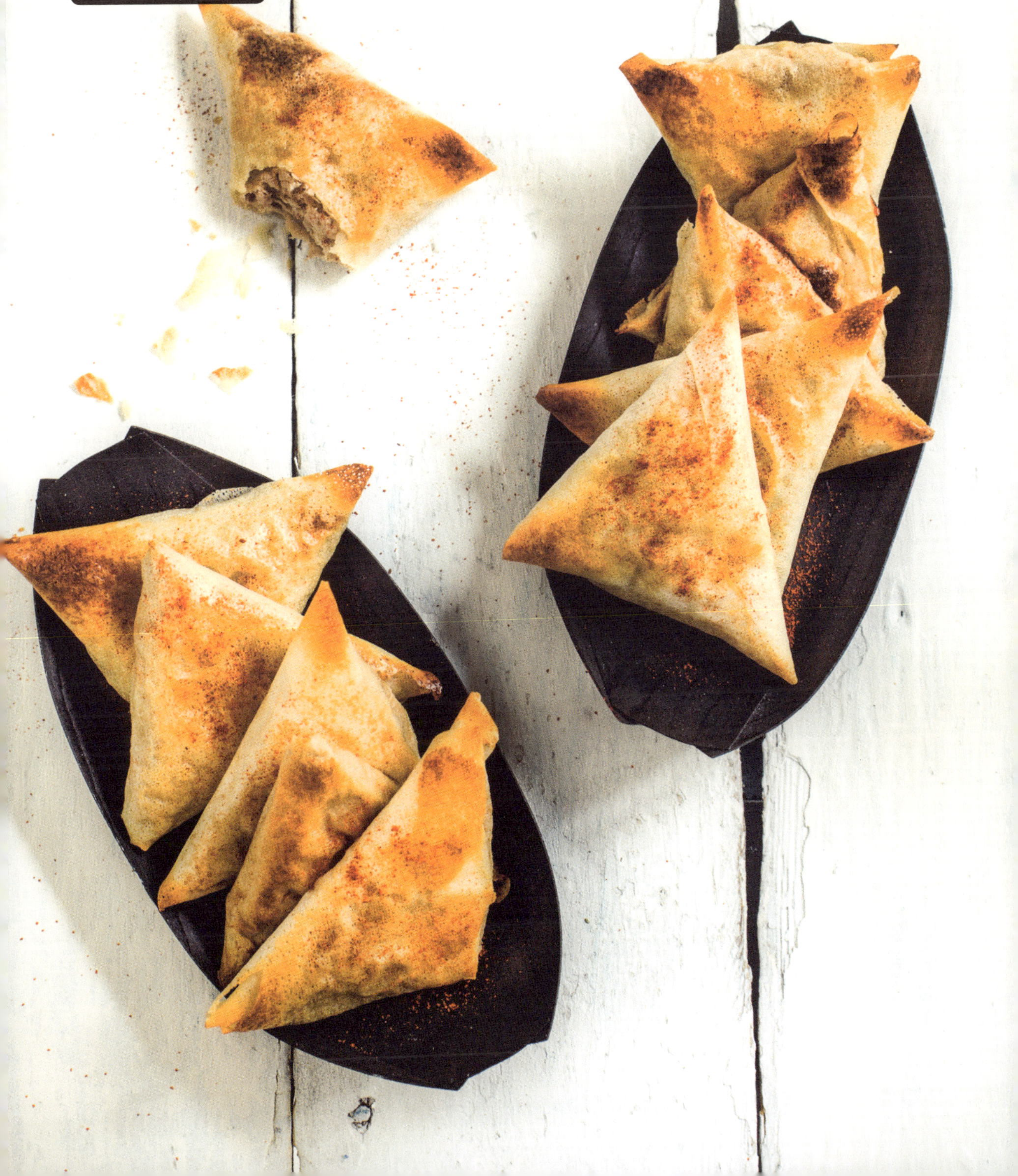

03 GURKENSALAT

mit Minze und Joghurtdressing

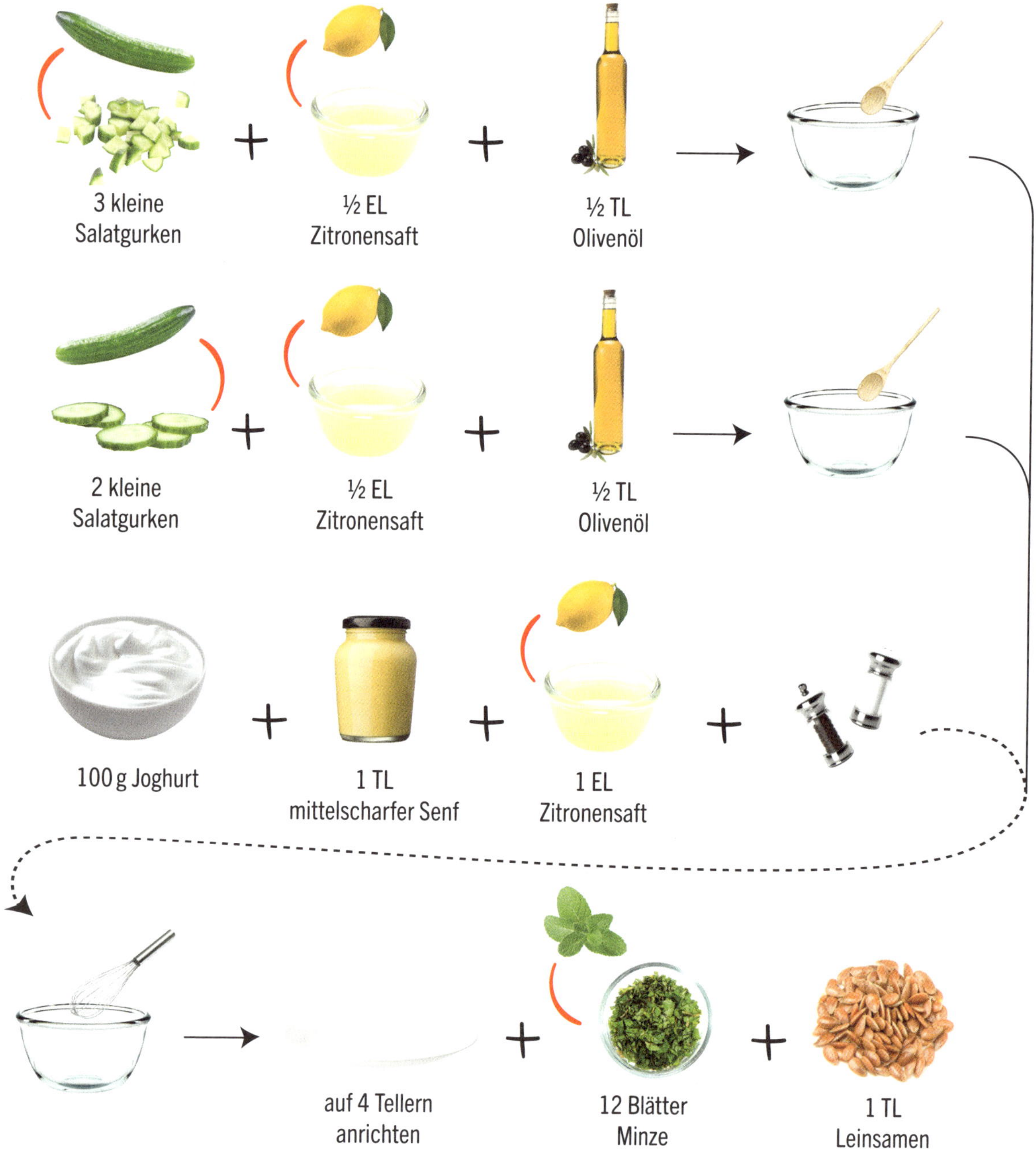
3 kleine Salatgurken
½ EL Zitronensaft
½ TL Olivenöl
2 kleine Salatgurken
½ EL Zitronensaft
½ TL Olivenöl
100 g Joghurt
1 TL mittelscharfer Senf
1 EL Zitronensaft
auf 4 Tellern anrichten
12 Blätter Minze
1 TL Leinsamen

FÜR 4 PERSONEN

VORBEREITEN: 20 MINUTEN

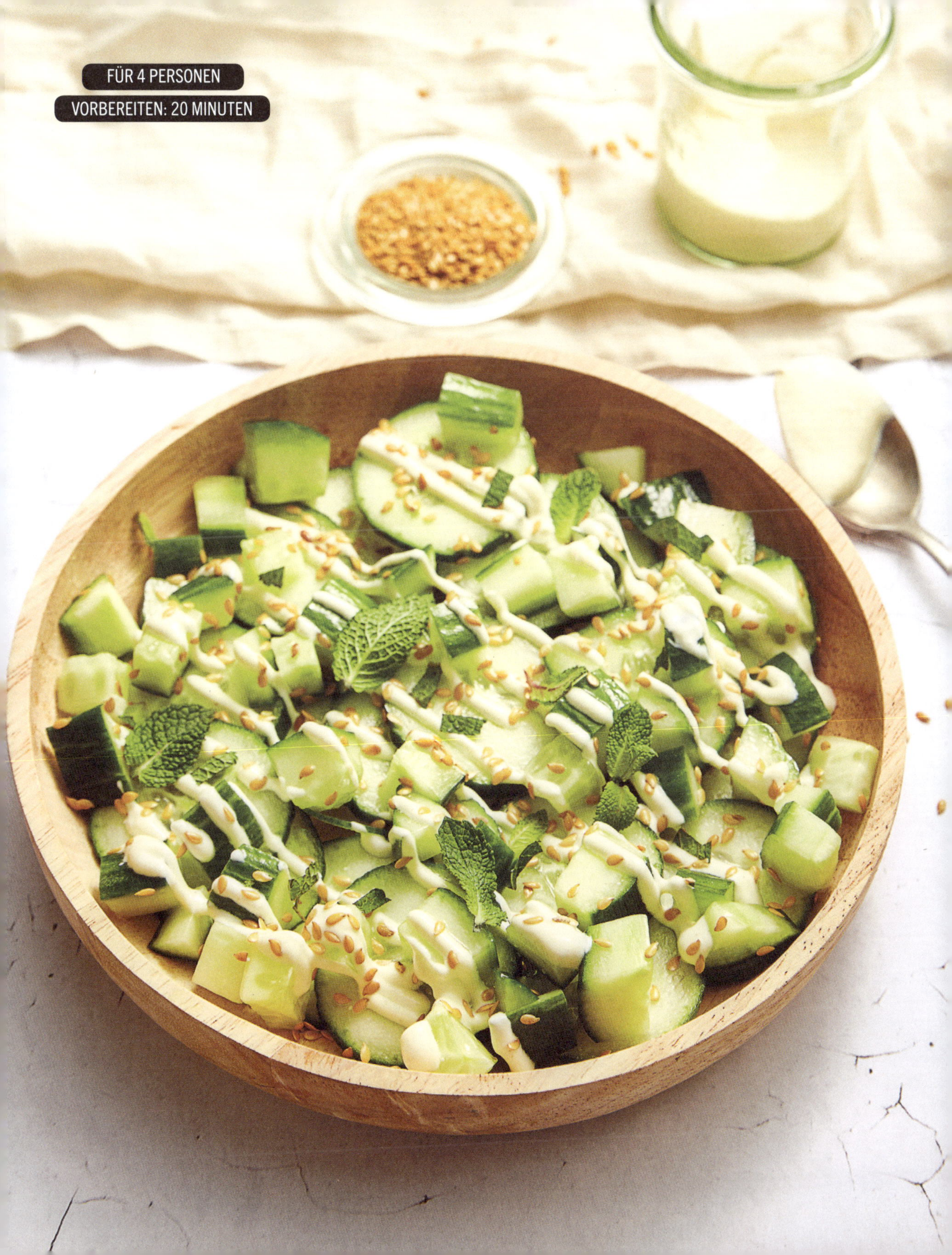

04 ROTE-BETE-CREME

mit Popcorn

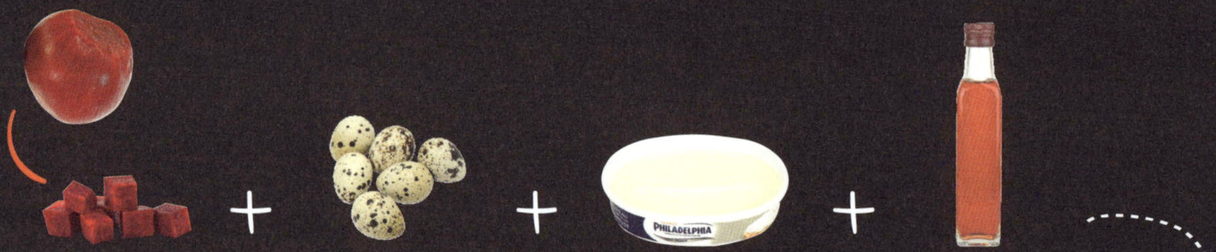

1 Knolle vorgegarte Rote Bete

6 Wachteleier, hart gekocht, gepellt

150 g Frischkäse

1 EL Schalottenessig

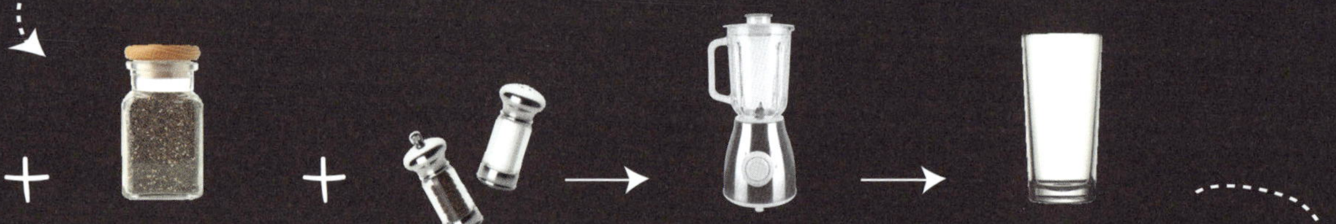

1 TL Chiasamen

Mixer

in 4 Gläser füllen

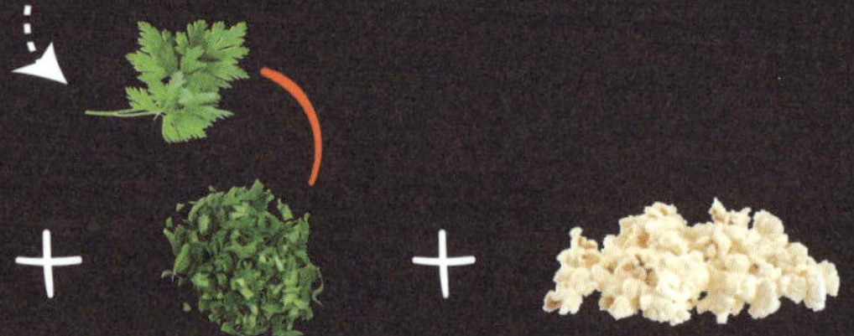

2 EL gehackte Petersilie, zum Garnieren

20 g Popcorn darüberstreuen und dazu servieren

FÜR 4 PERSONEN
VORBEREITEN: 10 MINUTEN

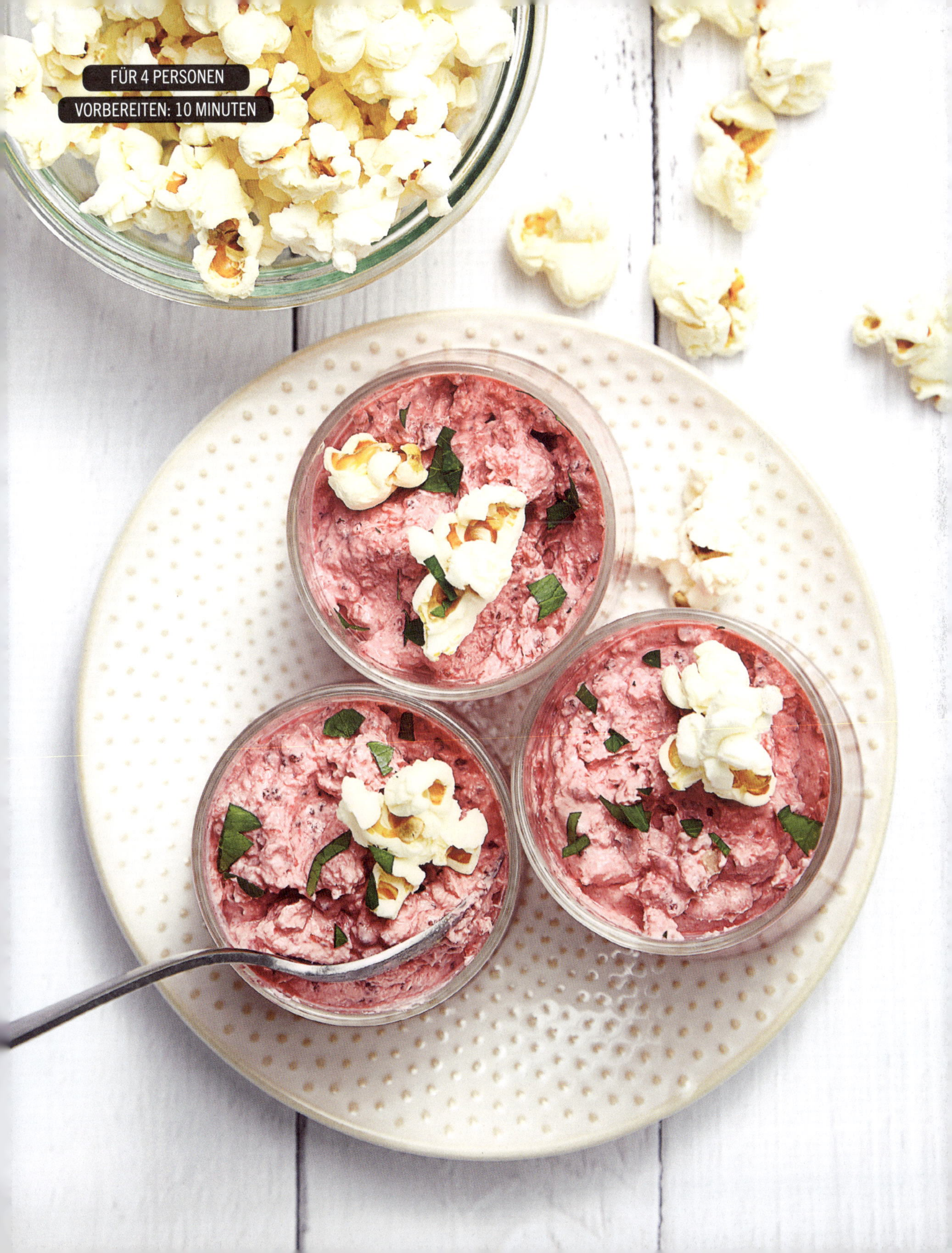

05 ÜBERBACKENE BROTE
mit Tomate und Senf

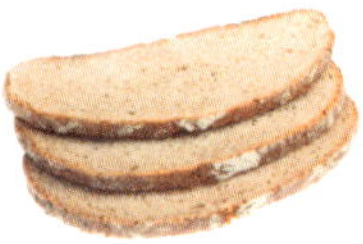

1 Scheibe Roggenbrot

→

1 Knoblauchzehe, Brote einreiben

→

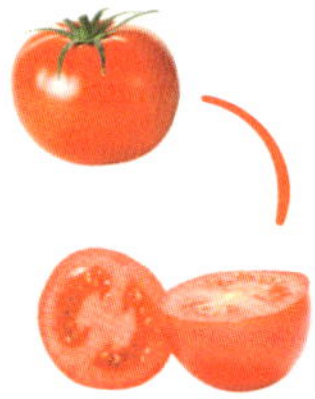

1 Tomate, Brote einreiben

\+

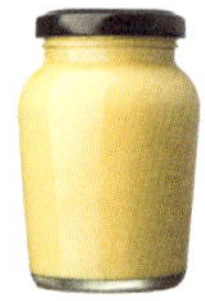

mit ½ EL Senf bestreichen

\+

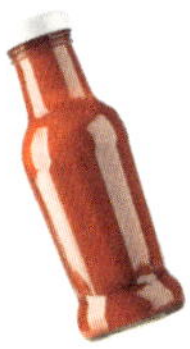

20 g Passata

\+

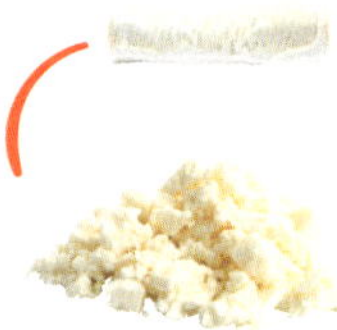

½ EL Ziegenkäse

\+

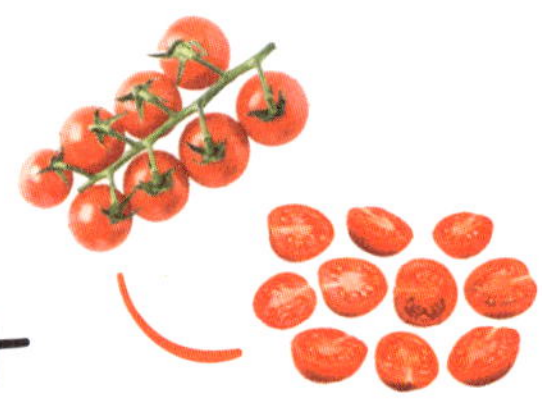

4 bunte Kirschtomaten

\+

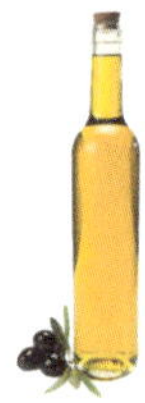

½ EL Olivenöl

\+

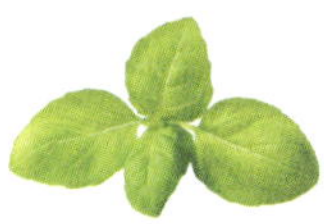

2 Blätter Basilikum

(4 x)

→

Backofen 180 °C (Ober-/Unterhitze)

FÜR 4 PERSONEN

VORBEREITEN: 15 MINUTEN

GAREN: 10 MINUTEN

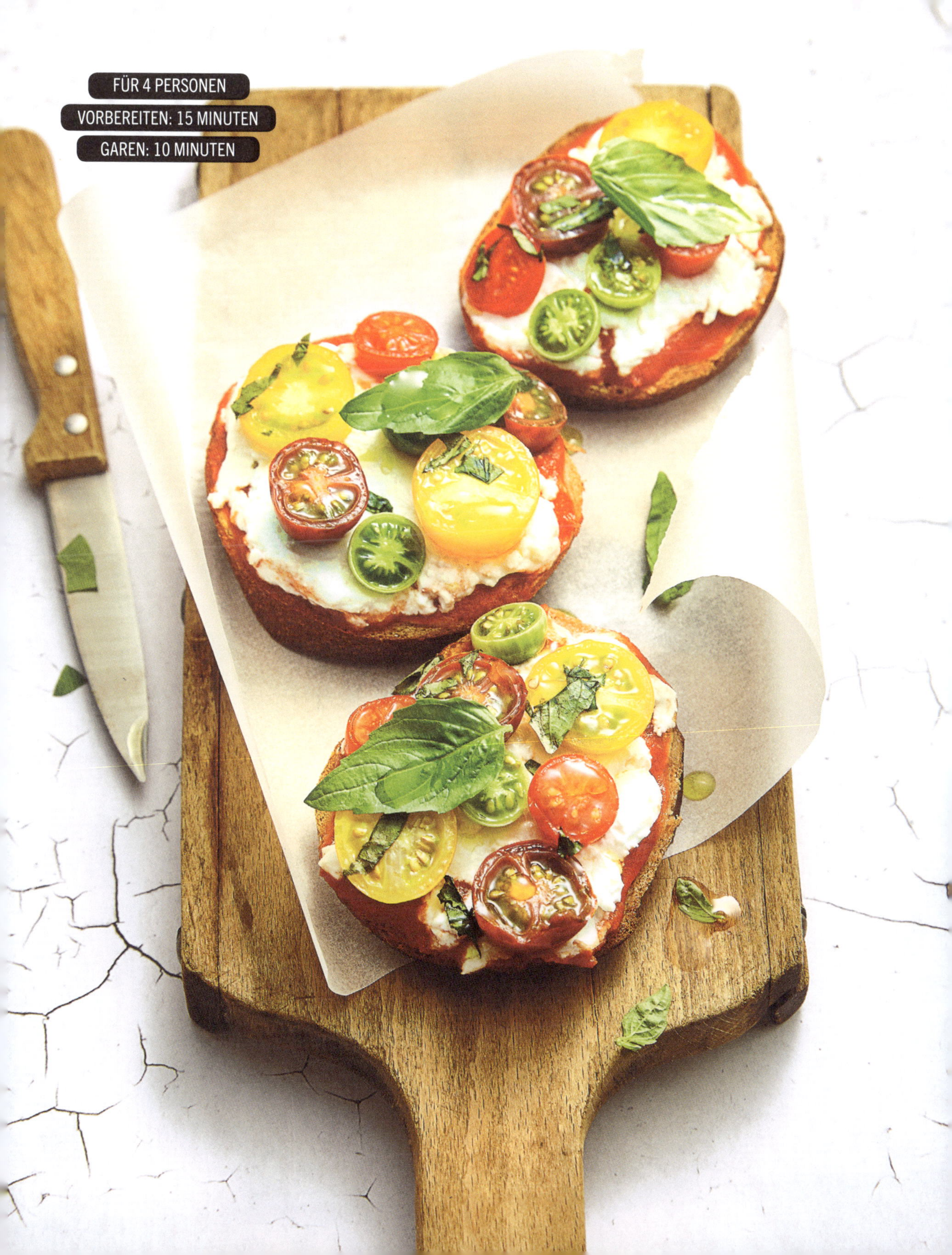

06 TOMATENSALAT

nach libanesischer Art

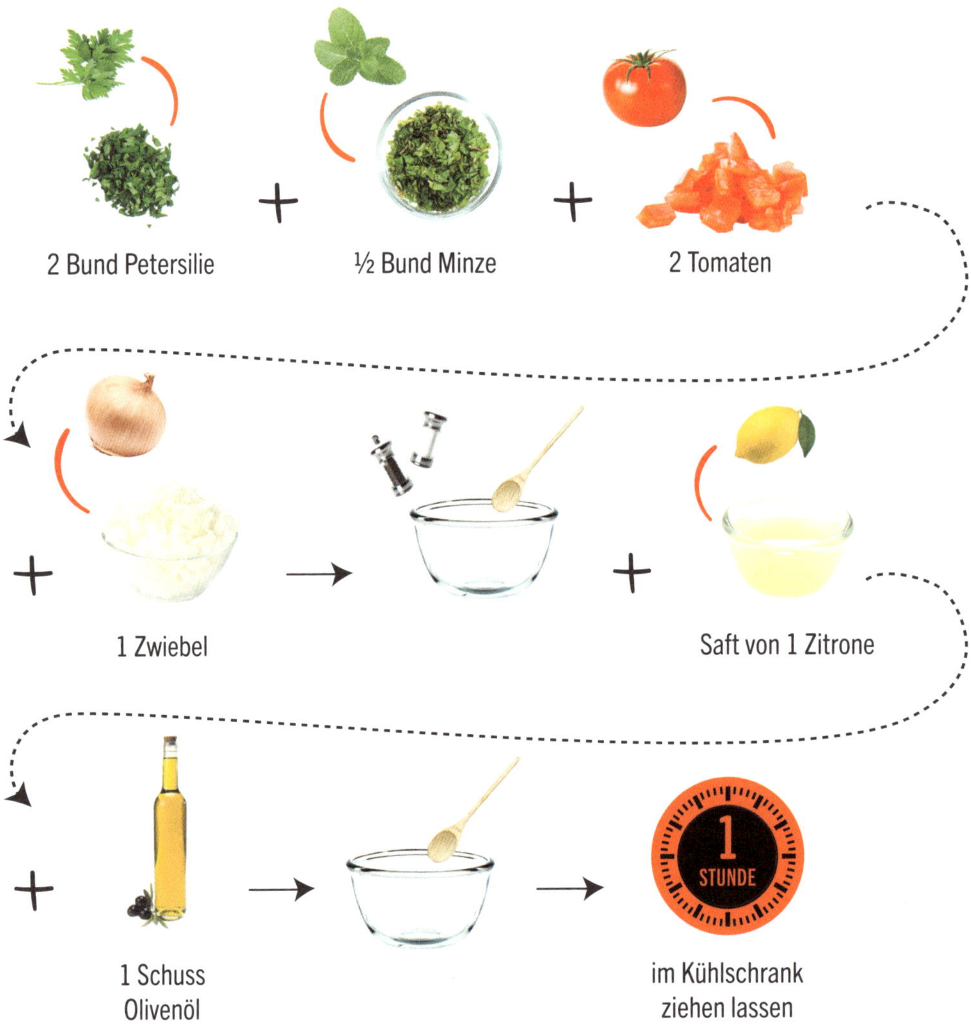
2 Bund Petersilie
½ Bund Minze
2 Tomaten
1 Zwiebel
Saft von 1 Zitrone
1 Schuss Olivenöl
1 STUNDE
im Kühlschrank ziehen lassen

FÜR 4 PERSONEN
VORBEREITEN: 15 MINUTEN
ZIEHEN: 1 STUNDE

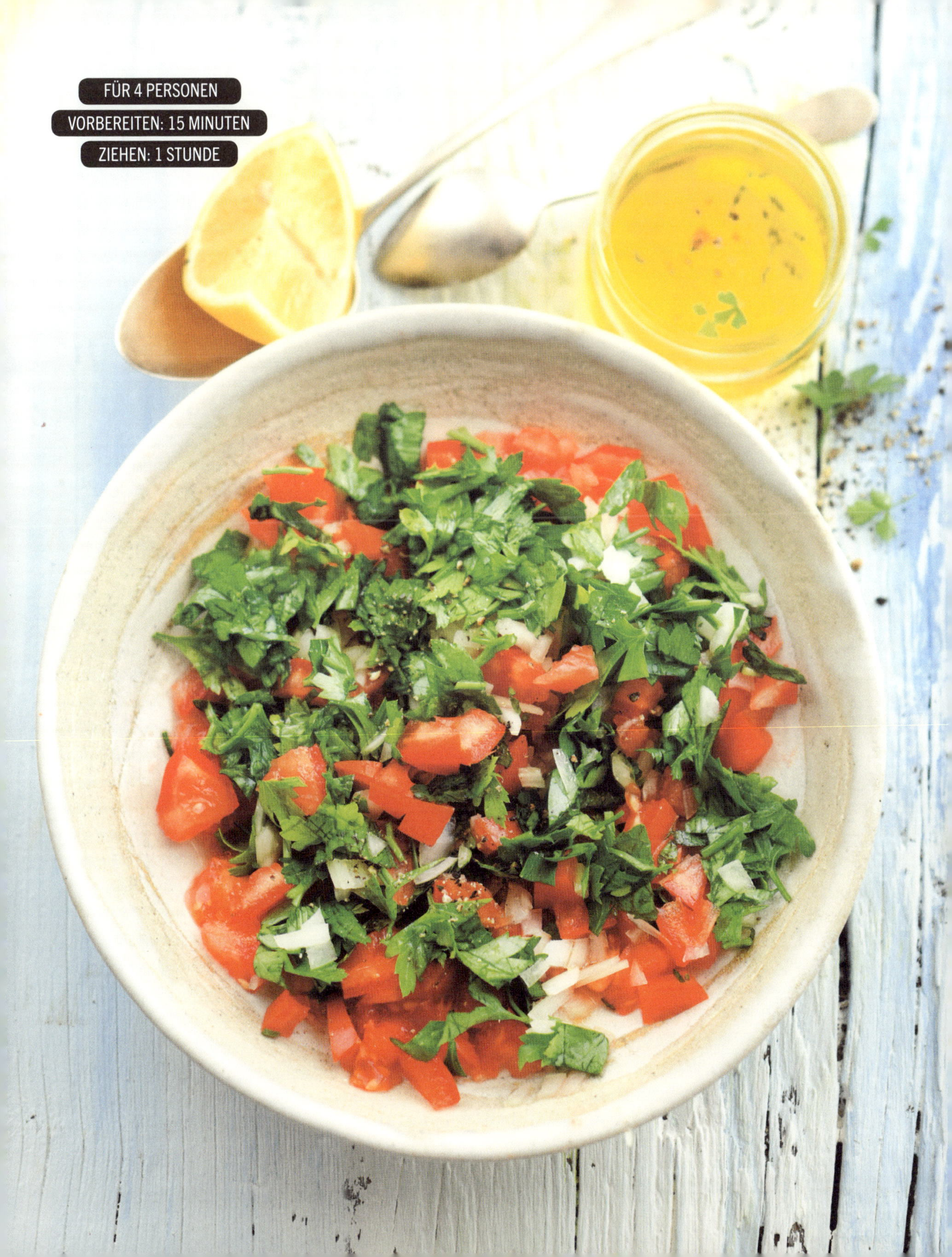

07 SOJASPROSSENSALAT
mit Brokkoli

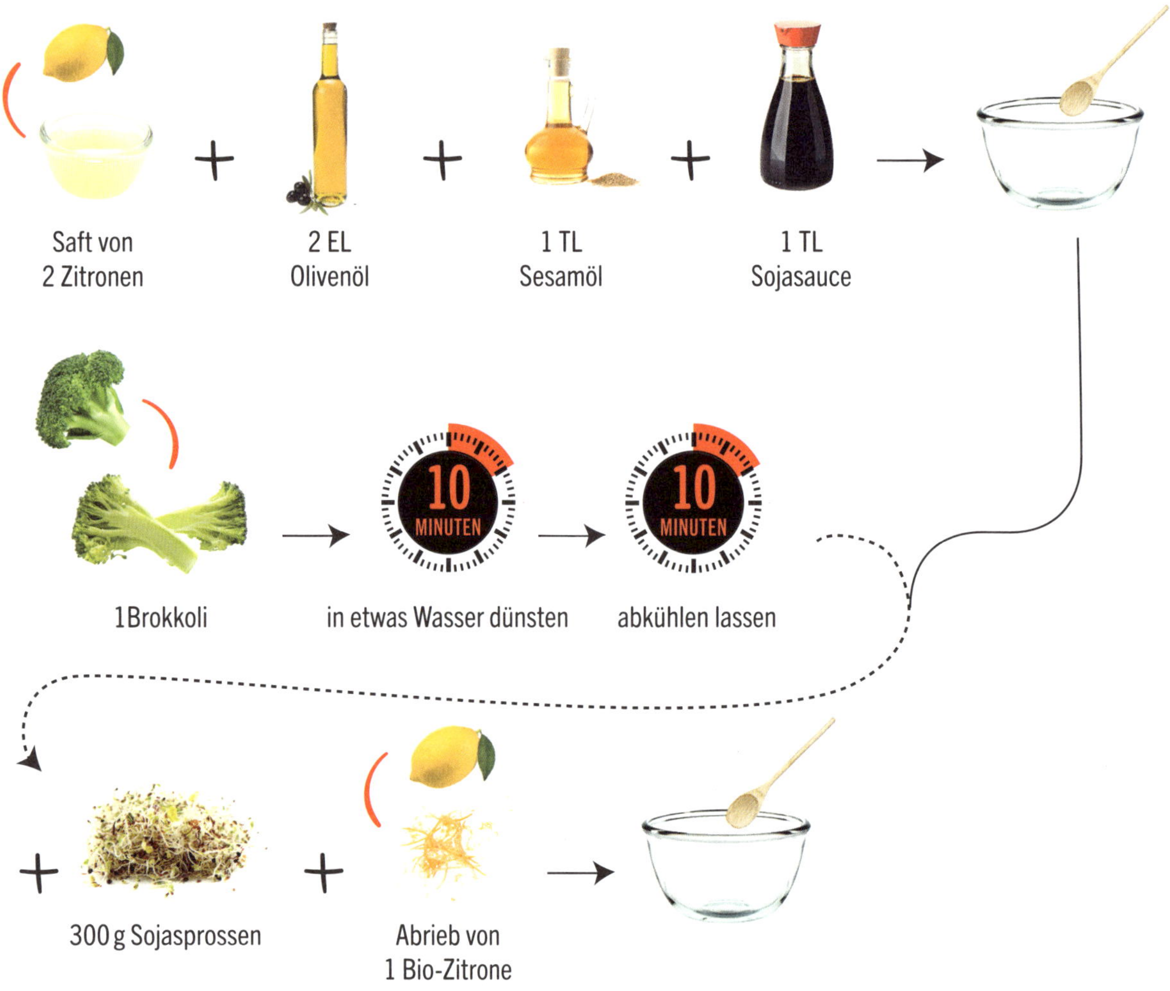
Saft von
2 Zitronen
2 EL
Olivenöl
1 TL
Sesamöl
1 TL
Sojasauce
10
MINUTEN
10
MINUTEN
1Brokkoli
in etwas Wasser dünsten
abkühlen lassen
300 g Sojasprossen
Abrieb von
1 Bio-Zitrone

FÜR 4 PERSONEN

VORBEREITEN: 10 MINUTEN

GAREN: 10 MINUTEN

KÜHLEN: 10 MINUTEN

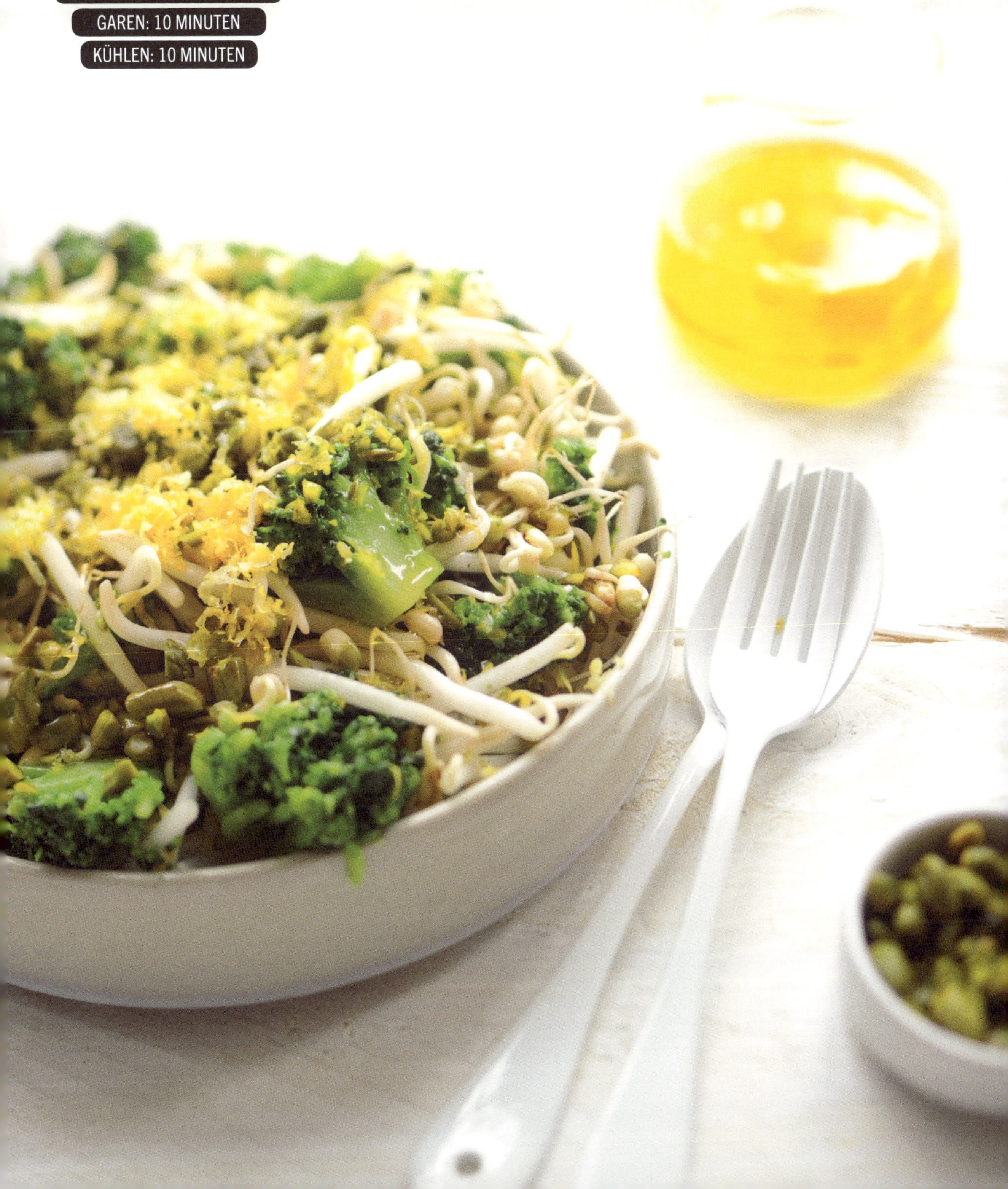

08 ERDBEER-BASILIKUM-SALAT

mit roter Paprikaschote

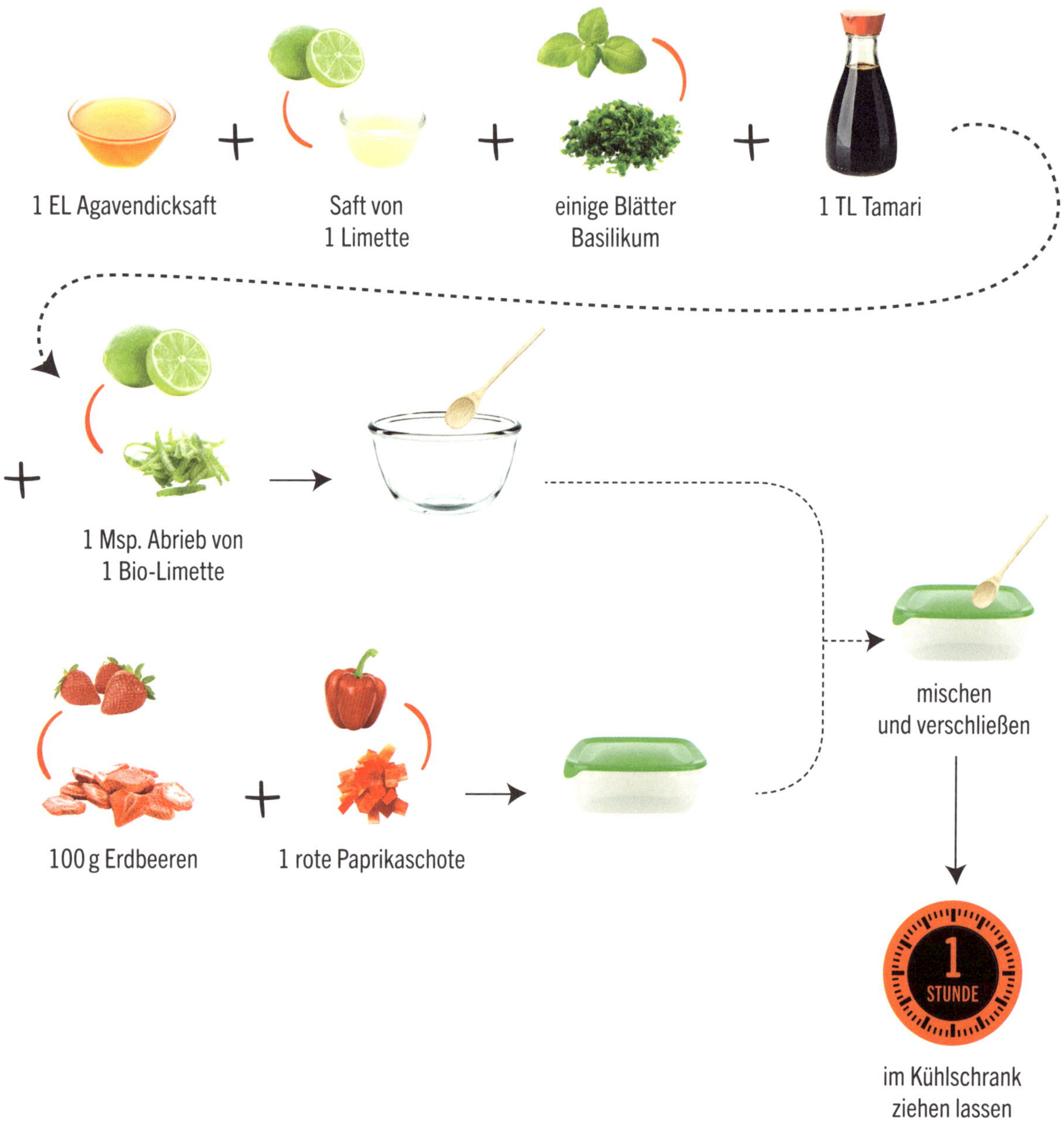

FÜR 2 PERSONEN
VORBEREITEN: 15 MINUTEN
ZIEHEN: 1 STUNDE

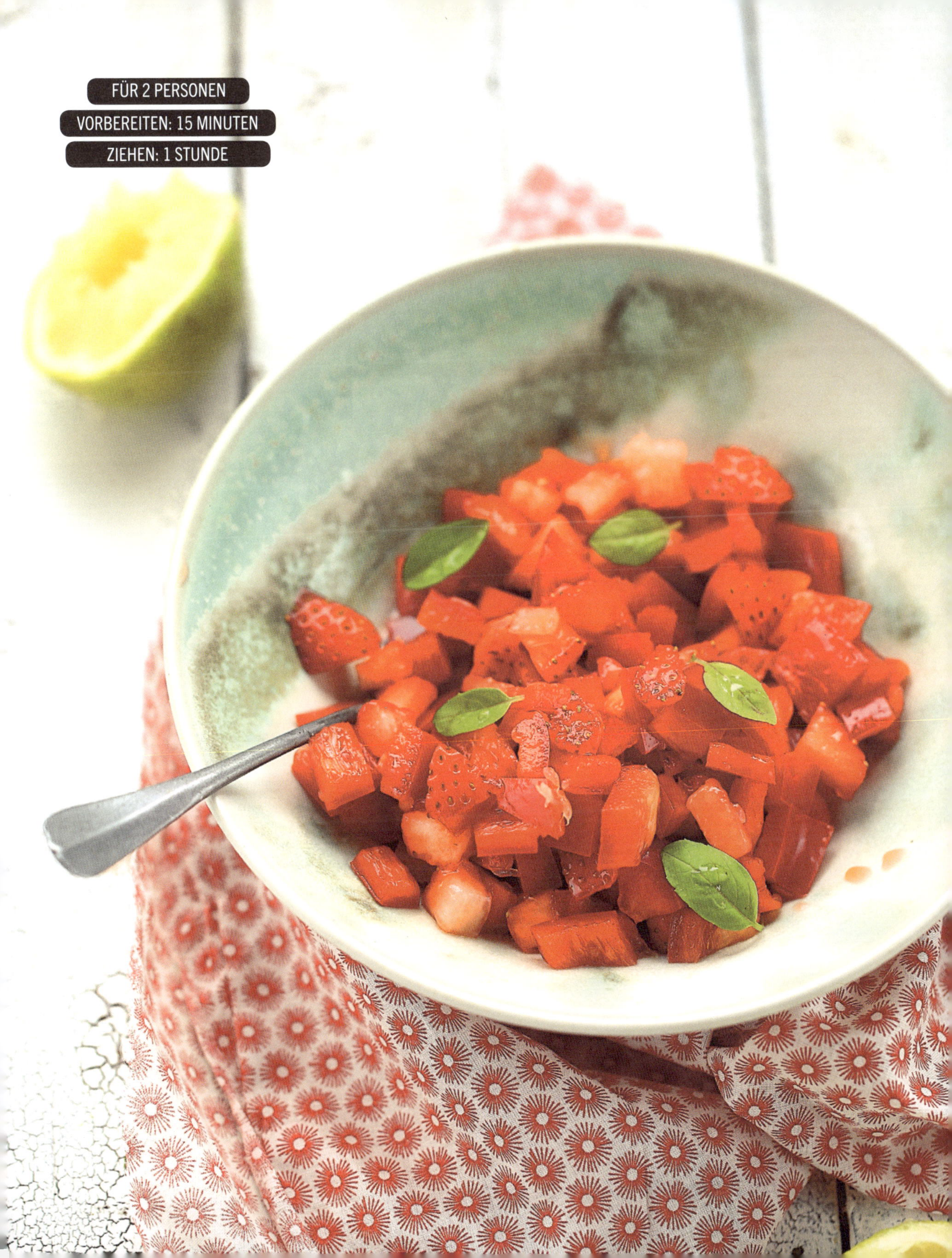

09 FIXES CARPACCIO
aus bunten Beten

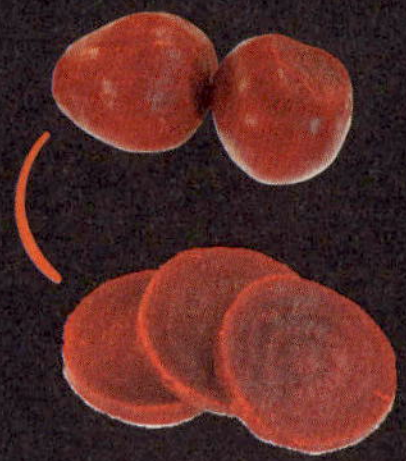

2 Knollen vorgegarte Rote Bete

+

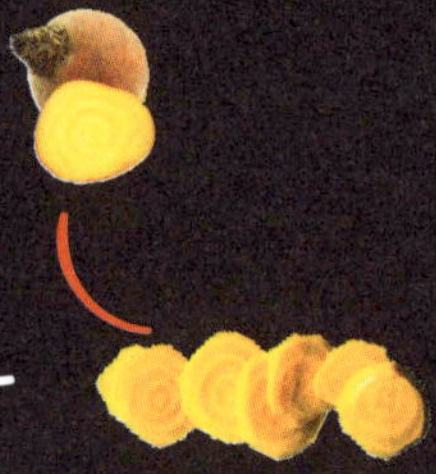

2 Knollen vorgegarte Gelbe Bete

+

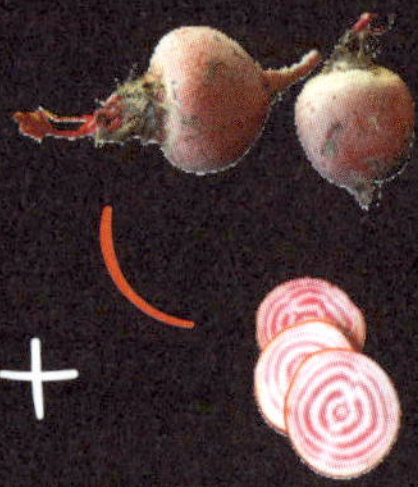

2 Knollen vorgegarte Ringelbete

auf 6 Teller verteilen

+

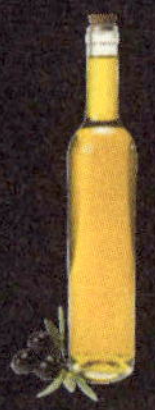

2 EL Olivenöl

+

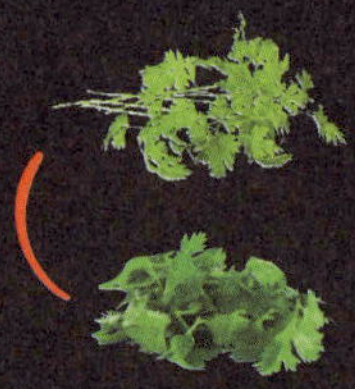

½ Bund Kerbel

+

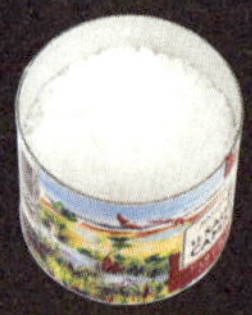

Fleur de sel

FÜR 6 PERSONEN

VORBEREITEN: 10 MINUTEN

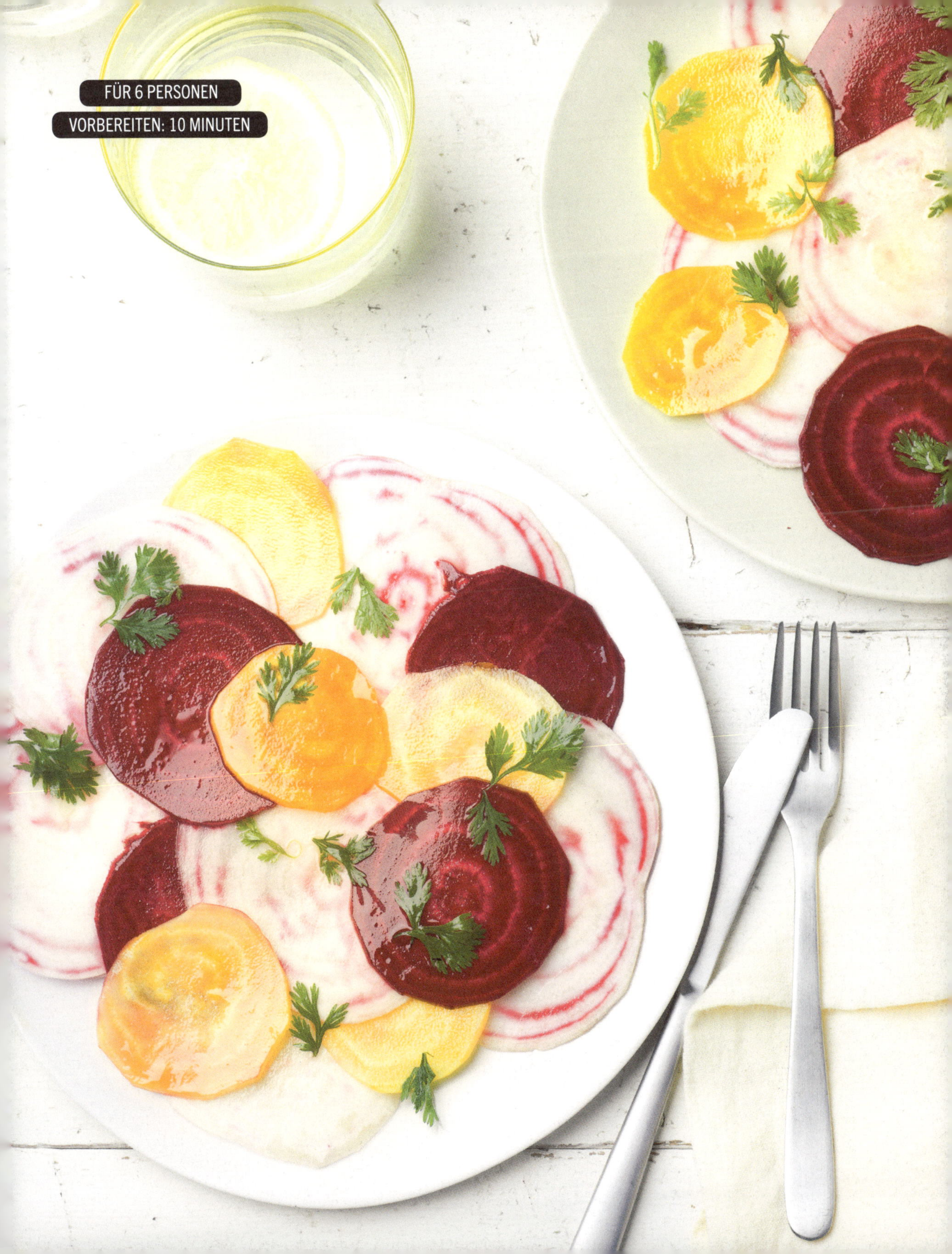

10 KALTE SPARGELSUPPE

mit Radieschen

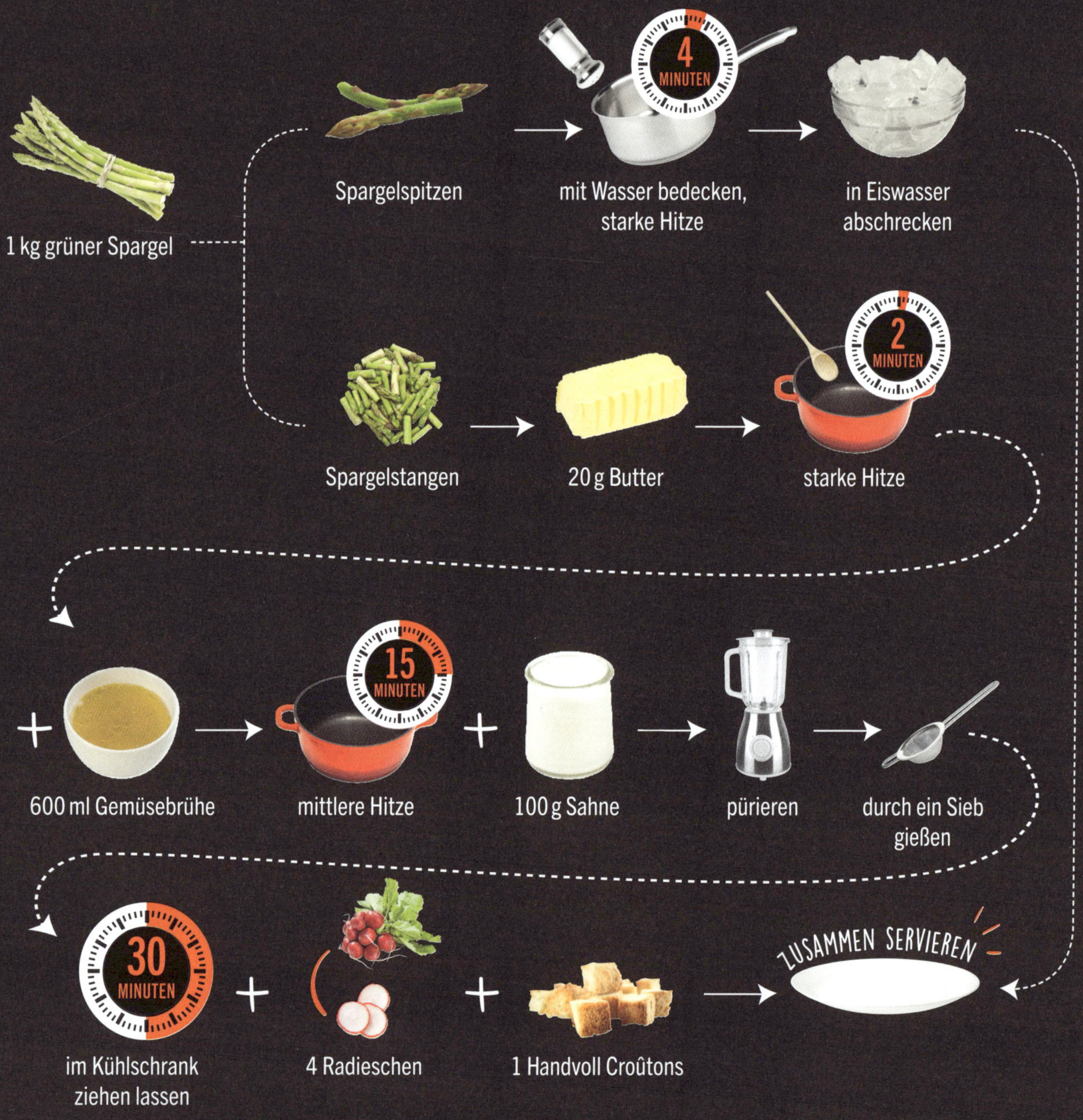
1 kg grüner Spargel
Spargelspitzen
4 MINUTEN
mit Wasser bedecken, starke Hitze
in Eiswasser abschrecken
Spargelstangen
20 g Butter
2 MINUTEN
starke Hitze
600 ml Gemüsebrühe
15 MINUTEN
mittlere Hitze
100 g Sahne
pürieren
durch ein Sieb gießen
30 MINUTEN
im Kühlschrank ziehen lassen
4 Radieschen
1 Handvoll Croûtons
ZUSAMMEN SERVIEREN

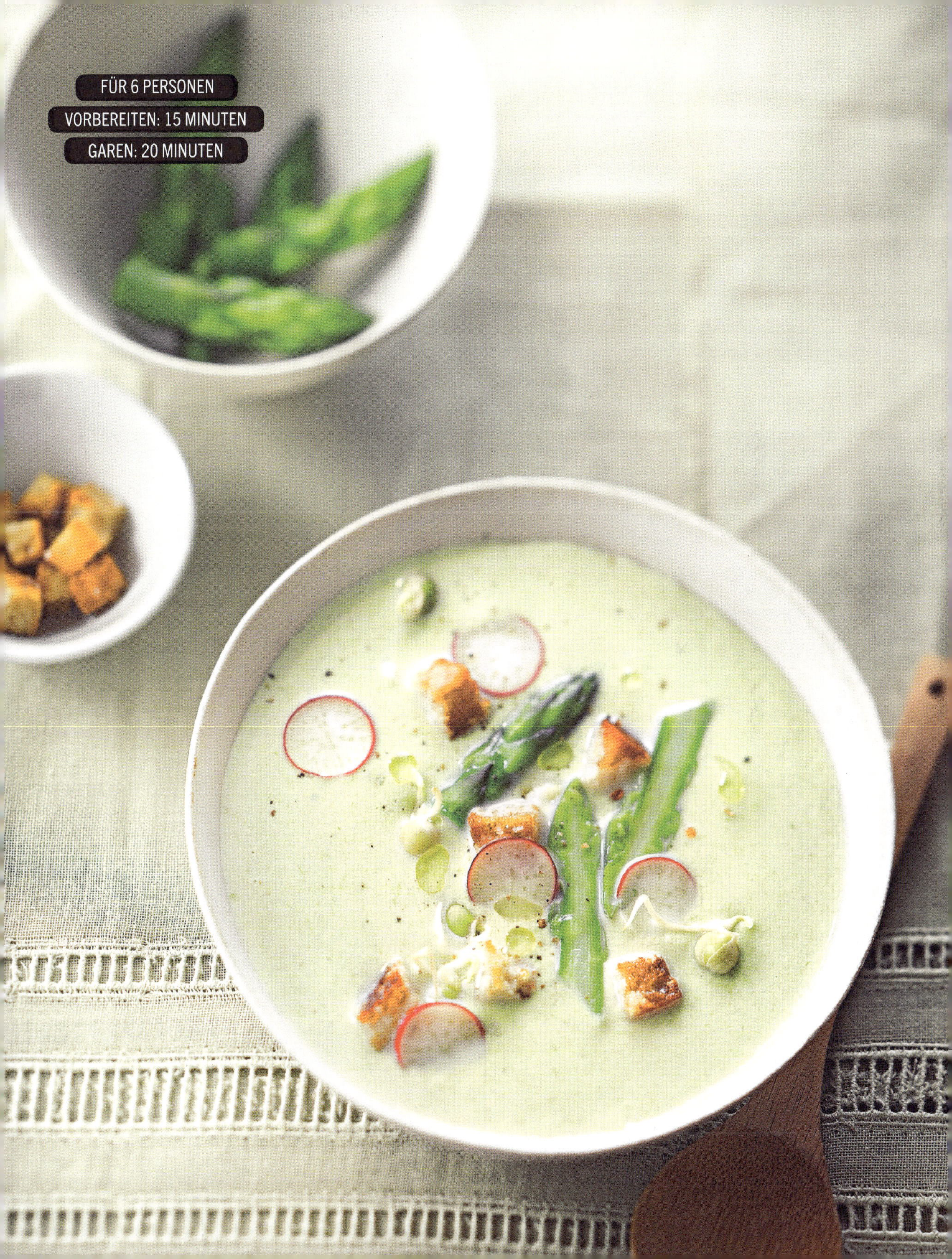

FÜR 6 PERSONEN

VORBEREITEN: 15 MINUTEN

GAREN: 20 MINUTEN

11

GURKENGAZPACHO

mit Ziegenfrischkäse und Dill

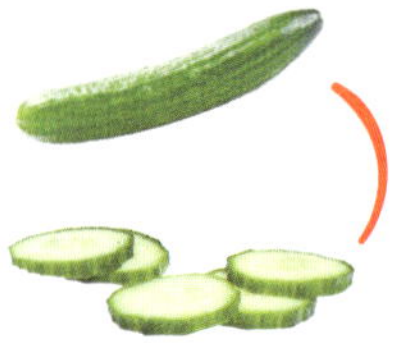

2 Salatgurken

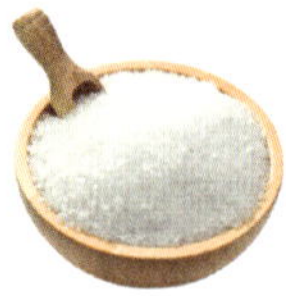

2 EL grobes Salz

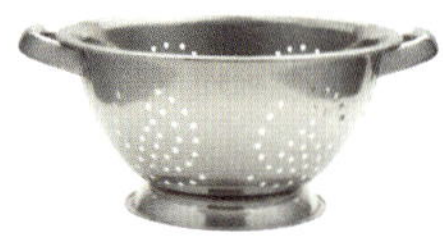

im Sieb über Schüssel entwässern

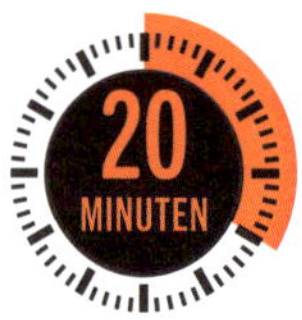

im Kühlschrank ziehen lassen

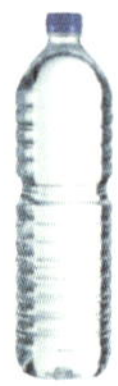

abspülen

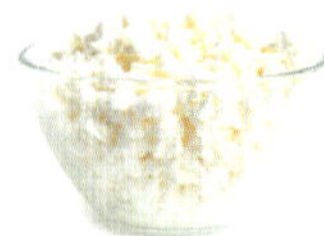

100 g Ziegenfrischkäse

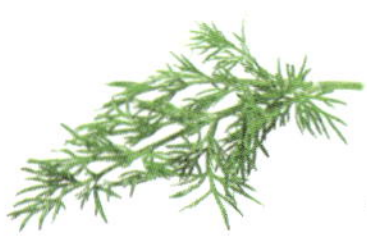

½ Bund Dill

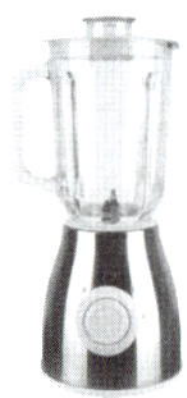

Mixer

FÜR 4 PERSONEN

VORBEREITEN: 10 MINUTEN

ZIEHEN: 20 MINUTEN

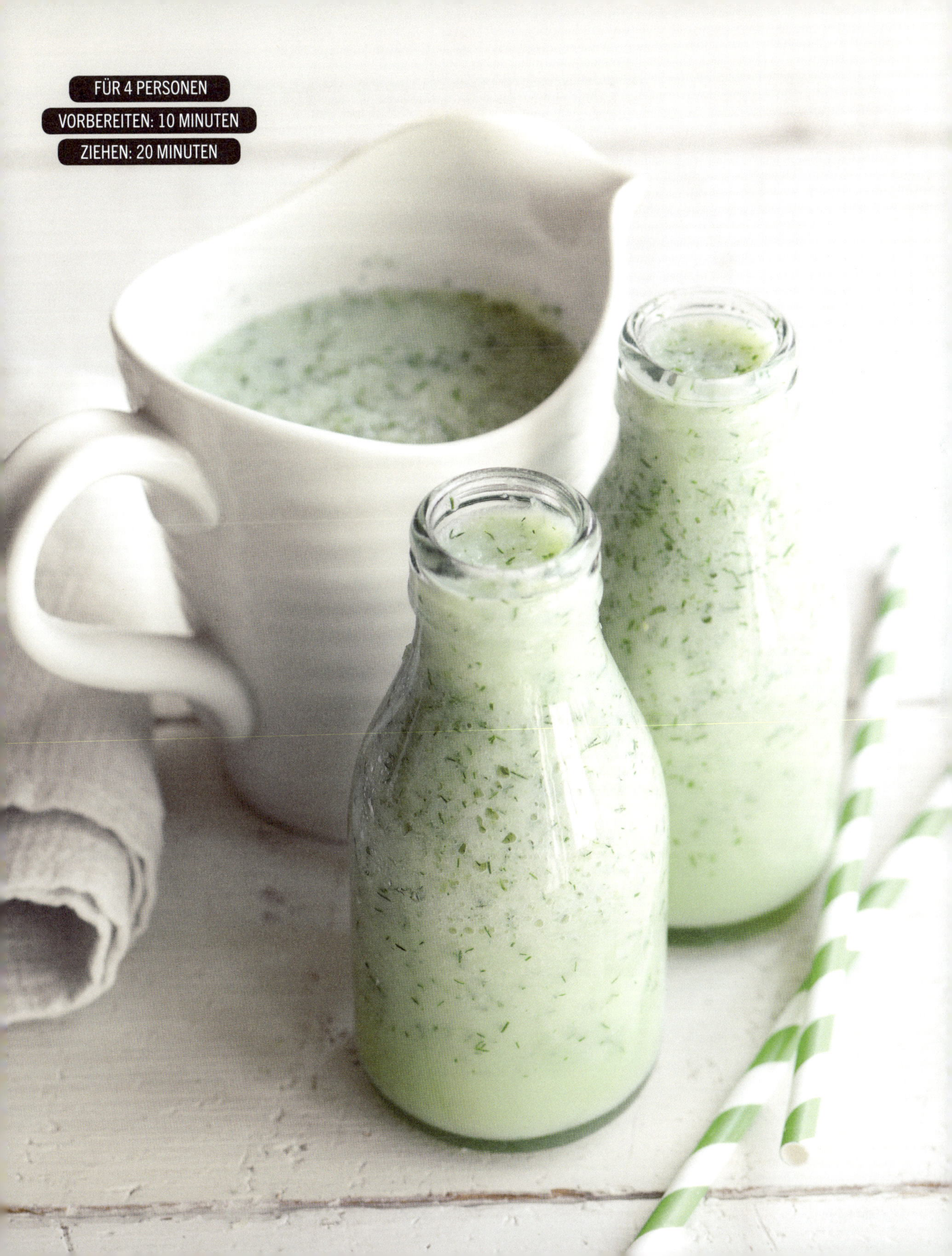

12 FRISCHE MELONE
mit Tomaten und Erdbeeren

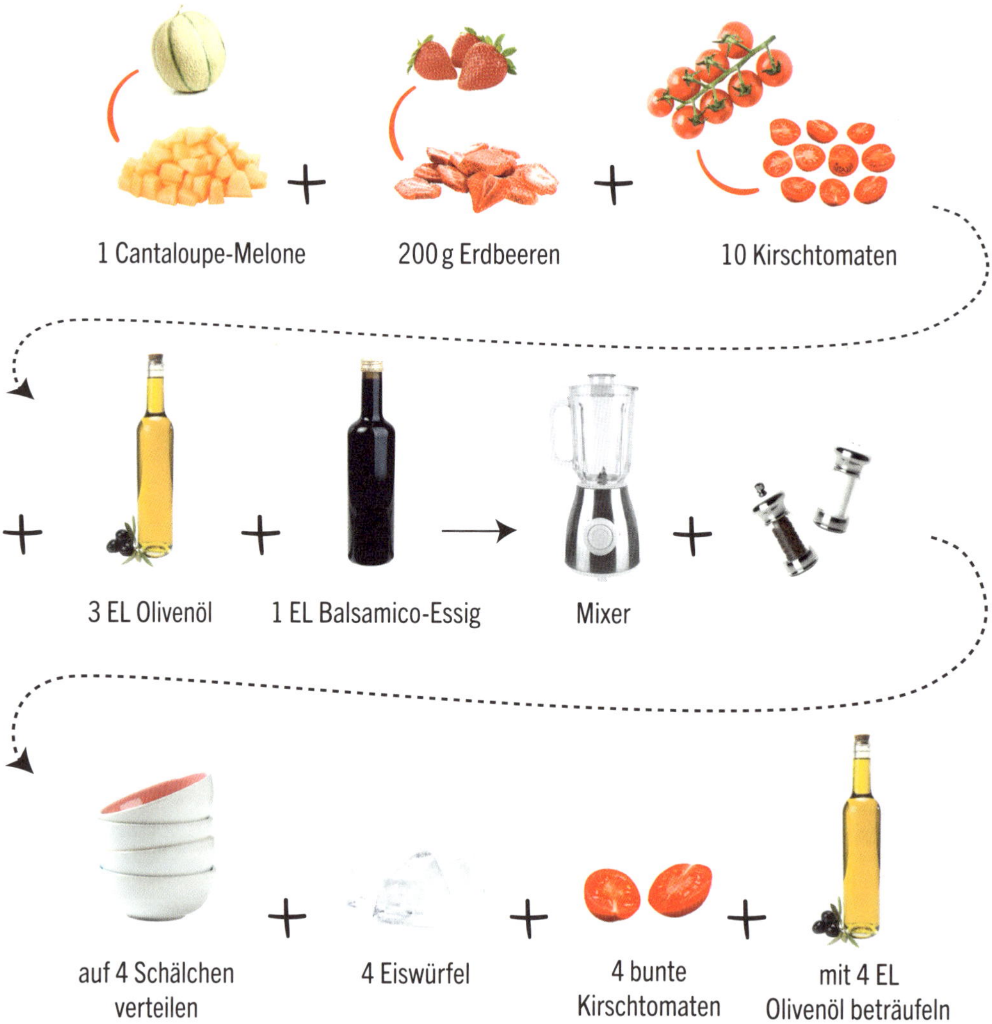

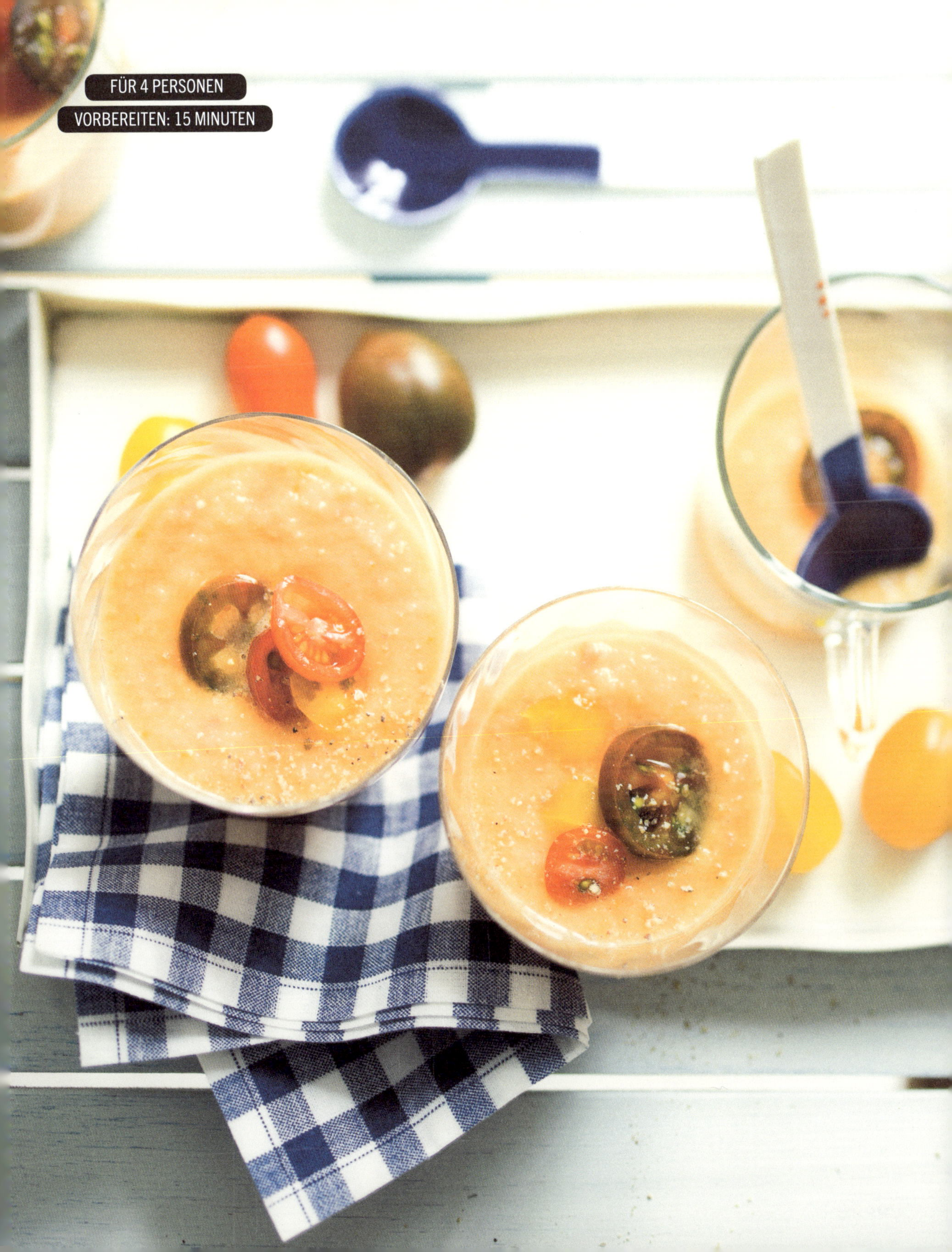
FÜR 4 PERSONEN
VORBEREITEN: 15 MINUTEN

13 KAROTTENSUPPE

mit Kokosmilch

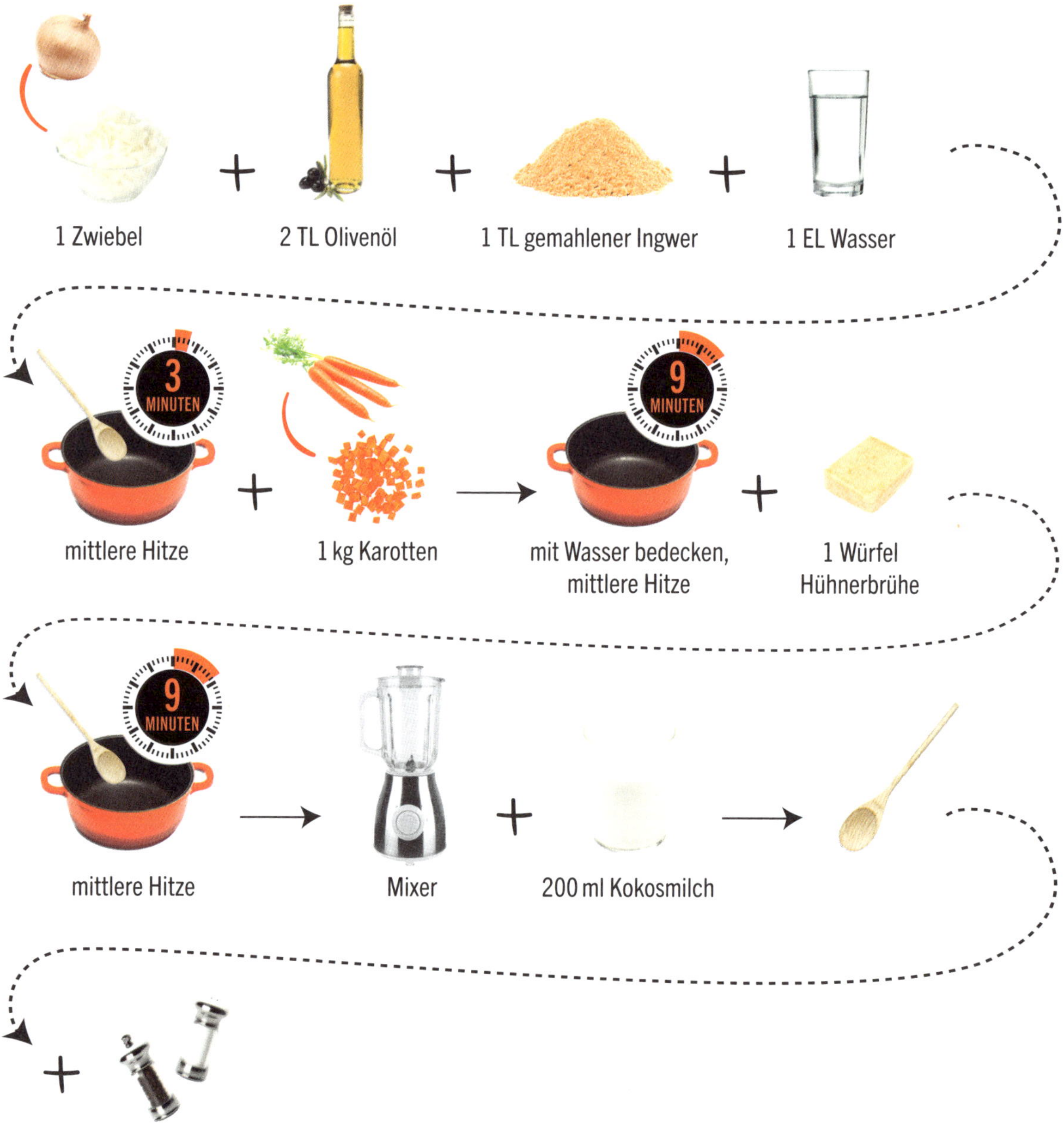
1 Zwiebel
2 TL Olivenöl
1 TL gemahlener Ingwer
1 EL Wasser
3 MINUTEN
mittlere Hitze
1 kg Karotten
9 MINUTEN
mit Wasser bedecken, mittlere Hitze
1 Würfel Hühnerbrühe
9 MINUTEN
mittlere Hitze
Mixer
200 ml Kokosmilch

FÜR 4 PERSONEN
VORBEREITEN: 10 MINUTEN
GAREN: 21 MINUTEN

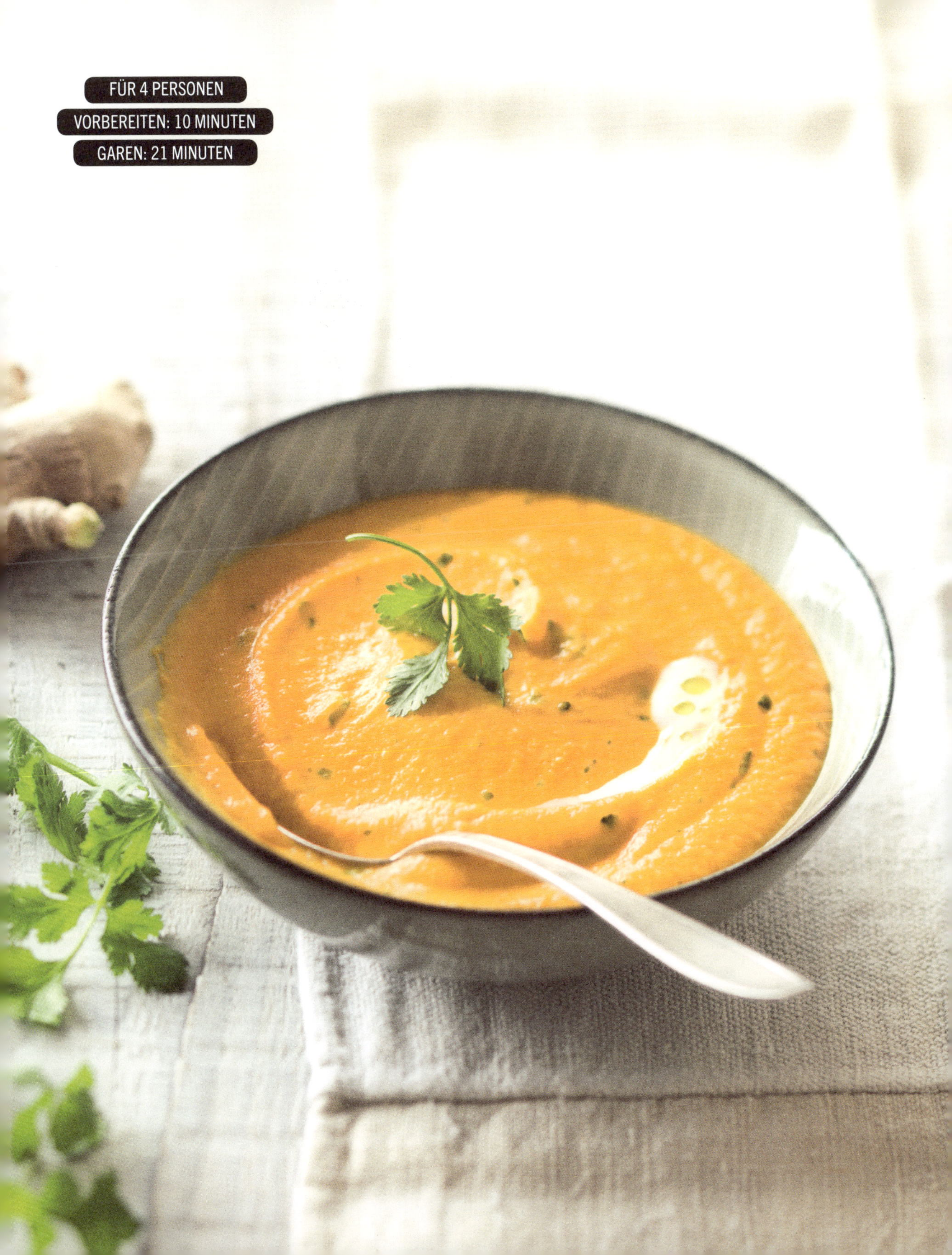

14 SELLERIECREMESUPPE
mit Äpfeln

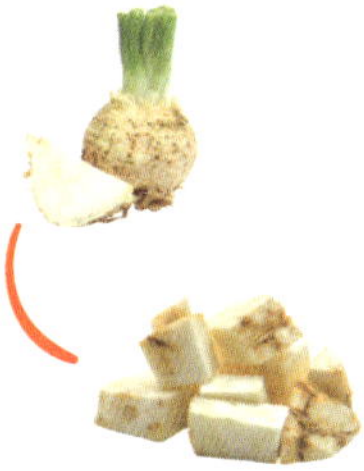

1 große Knolle Sellerie

\+

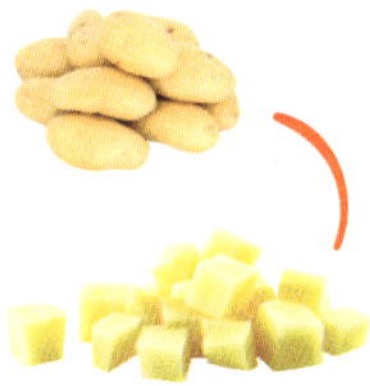

2 vorwiegend festkochende Kartoffeln

→

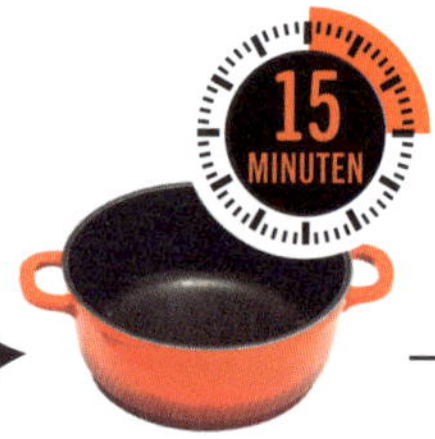

mit kochendem Wasser bedecken, mittlere Hitze

→

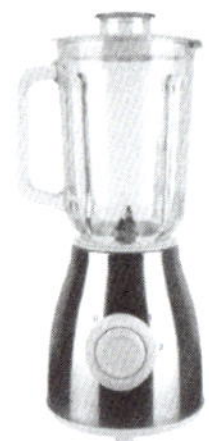

Mixer

\+

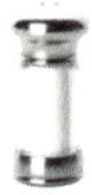

\+

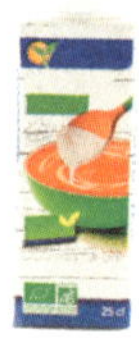

100 ml Soja-Kochcreme

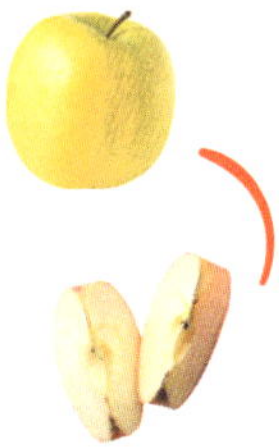

2 süße Äpfel (etwa Golden Delicious)

\+

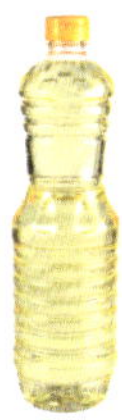

2 TL geschmacksneutrales Pflanzenöl

→

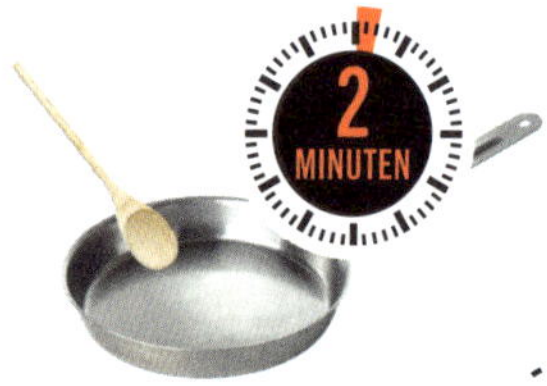

beide Seiten, starke Hitze

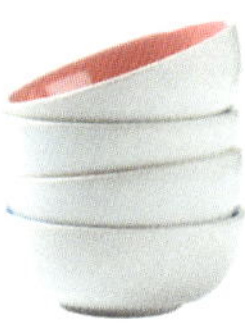

auf 6 Schälchen verteilen

FÜR 6 PERSONEN
VORBEREITEN: 15 MINUTEN
GAREN: 17 MINUTEN

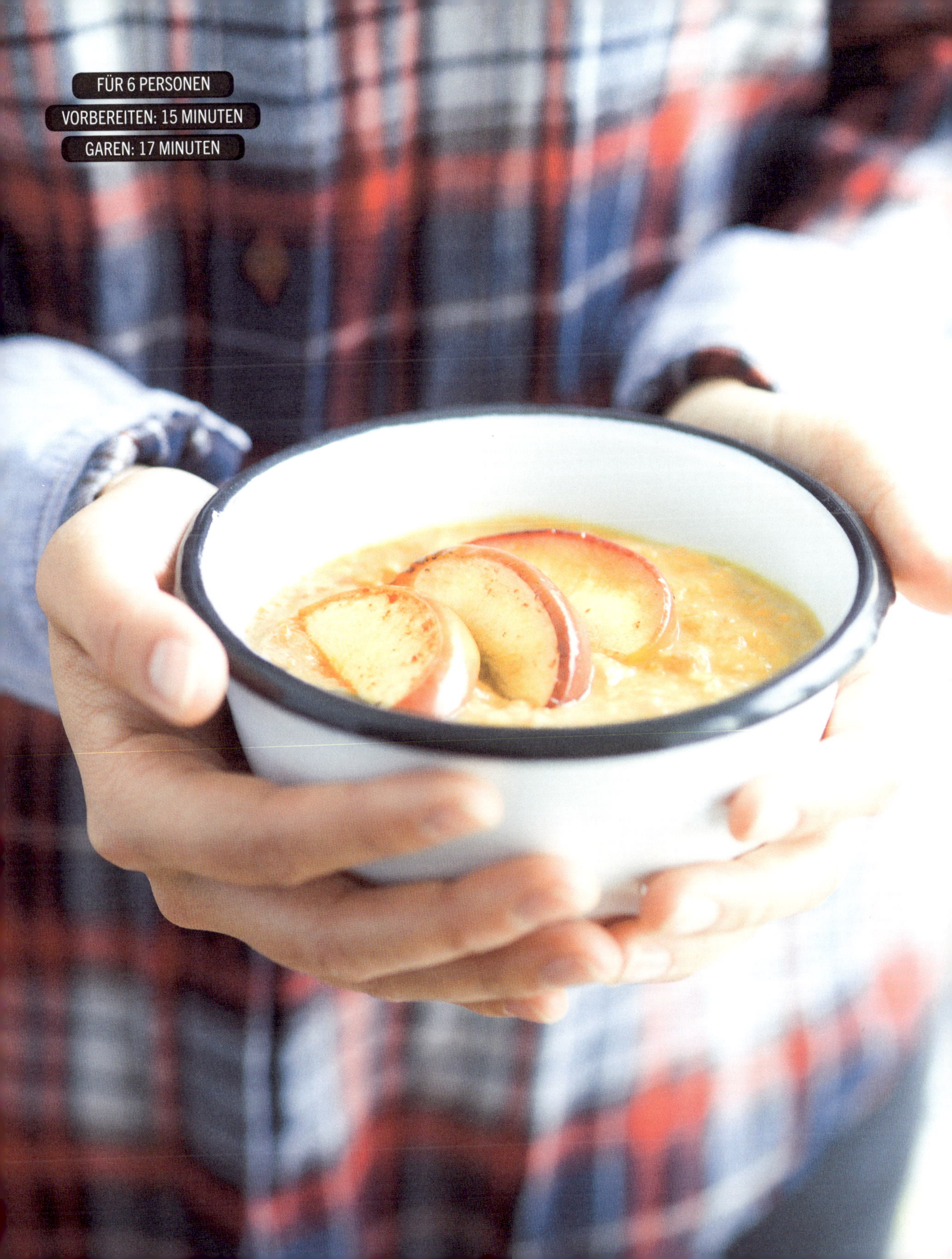

15 KARTOFFELSUPPE
mit Radieschenblättern

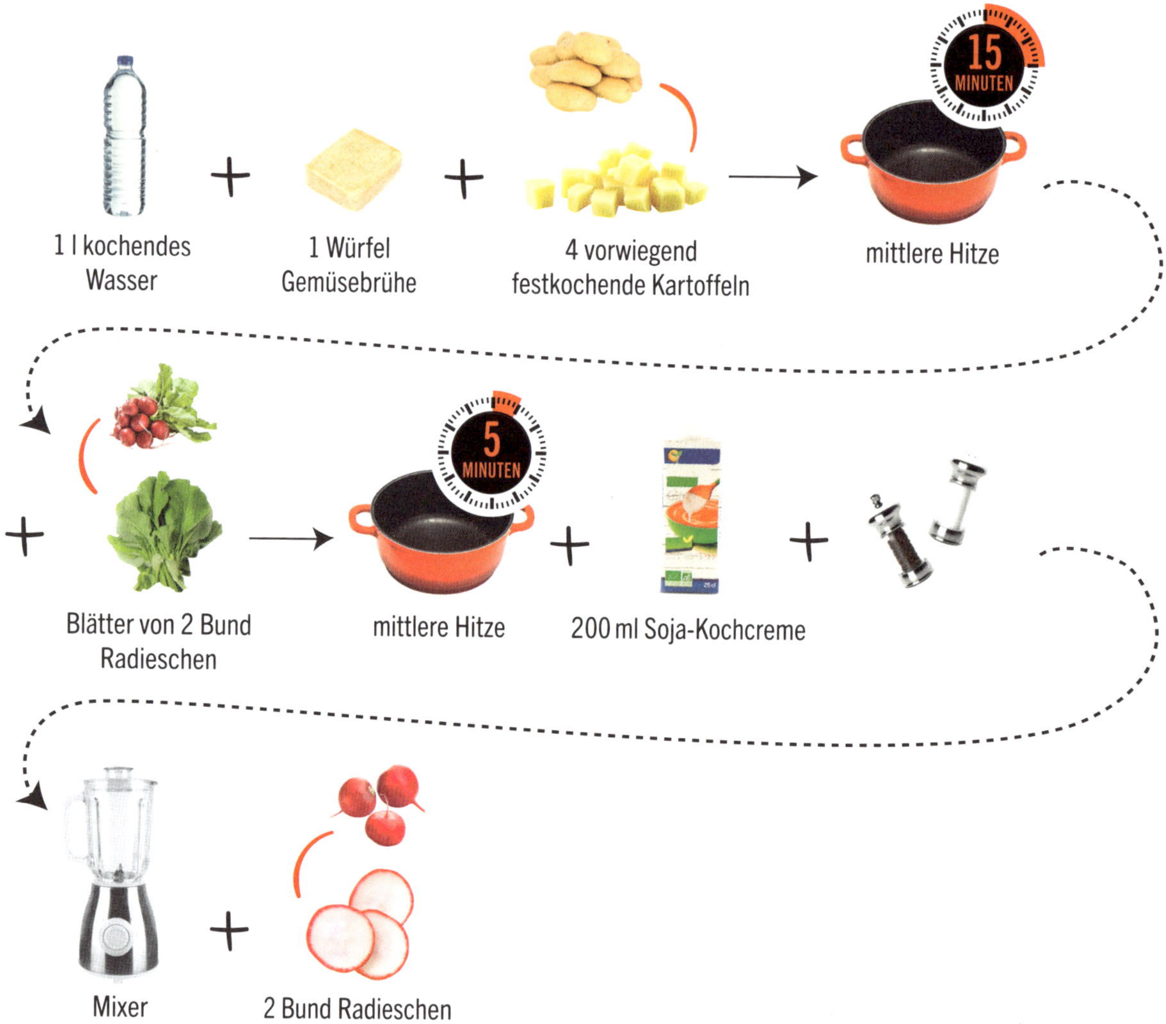

FÜR 4 PERSONEN
VORBEREITEN: 10 MINUTEN
GAREN: 20 MINUTEN

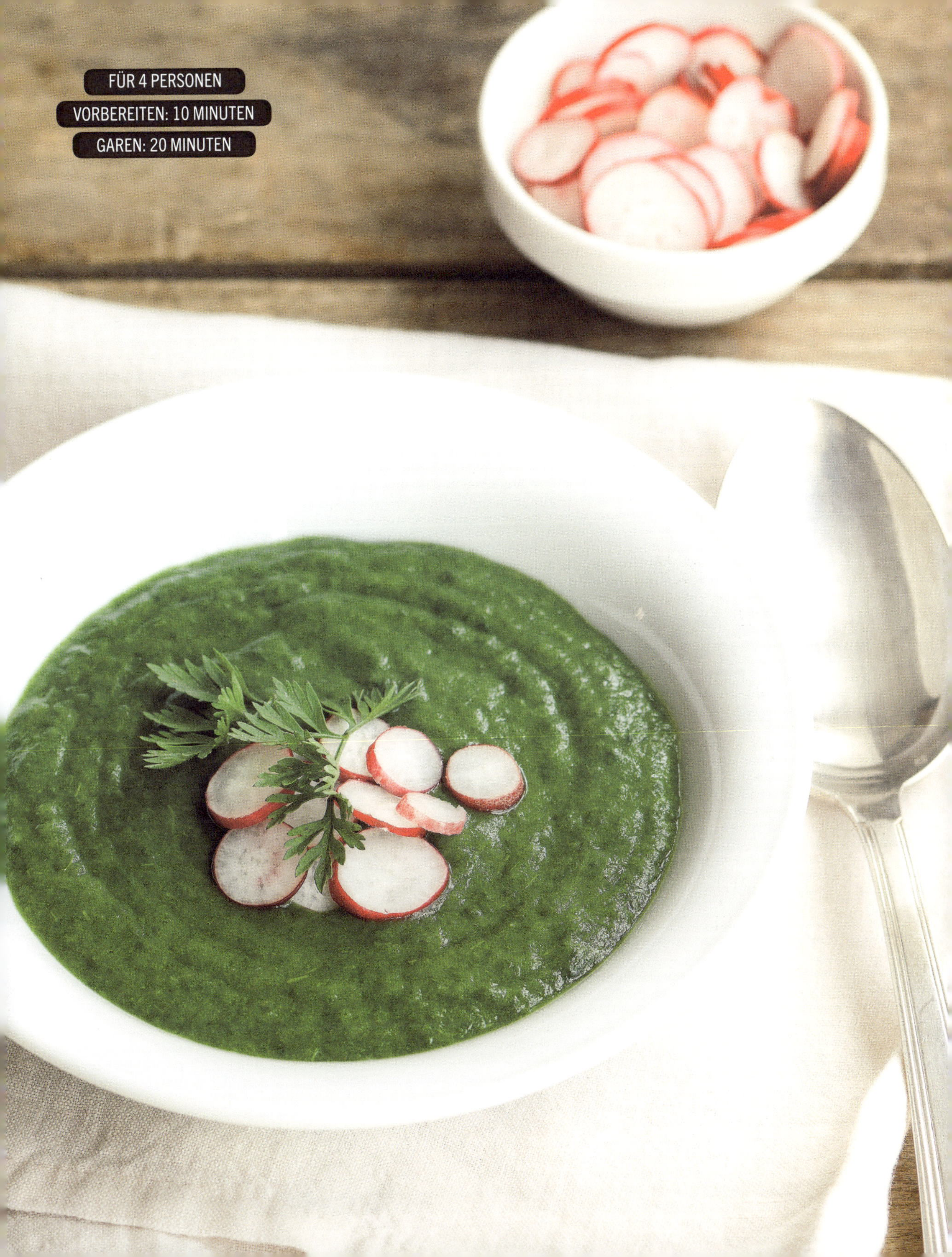

16 BRÜHE MIT KAROTTEN
und Hähnchenbrustfilet

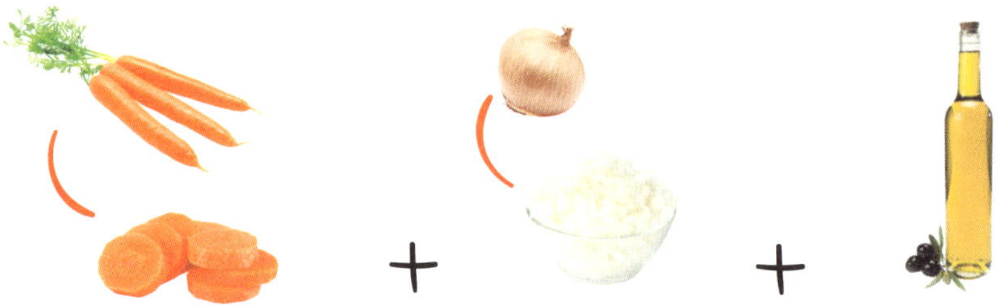

4 Karotten + 1 Zwiebel + 1 EL Olivenöl

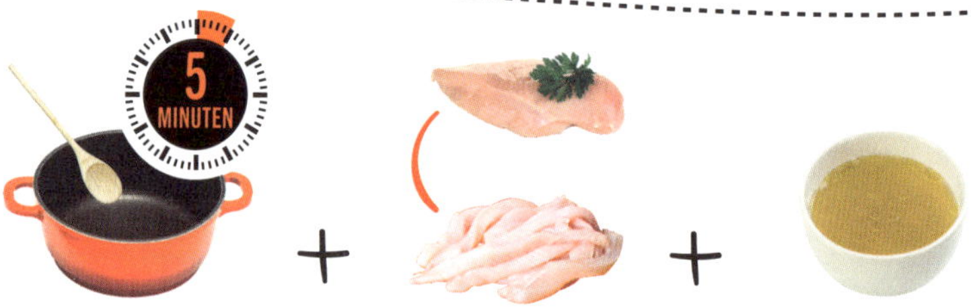

starke Hitze + 2 Hähnchenbrustfilets (à 120 g) + 1 l Hühnerbrühe

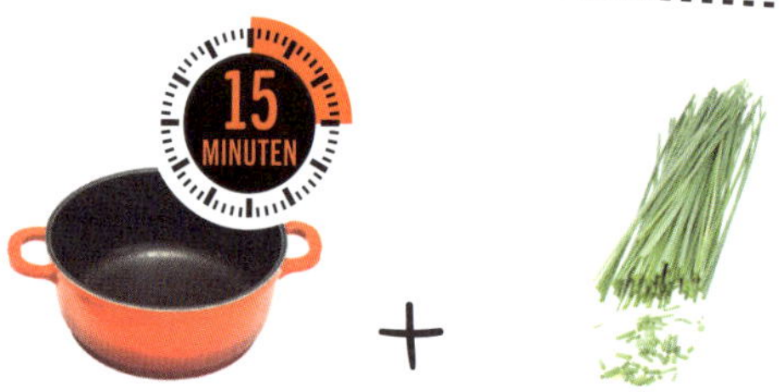

mit Deckel, mittlere Hitze + 10 Stängel Schnittlauch

FÜR 4 PERSONEN

VORBEREITEN: 10 MINUTEN

GAREN: 20 MINUTEN

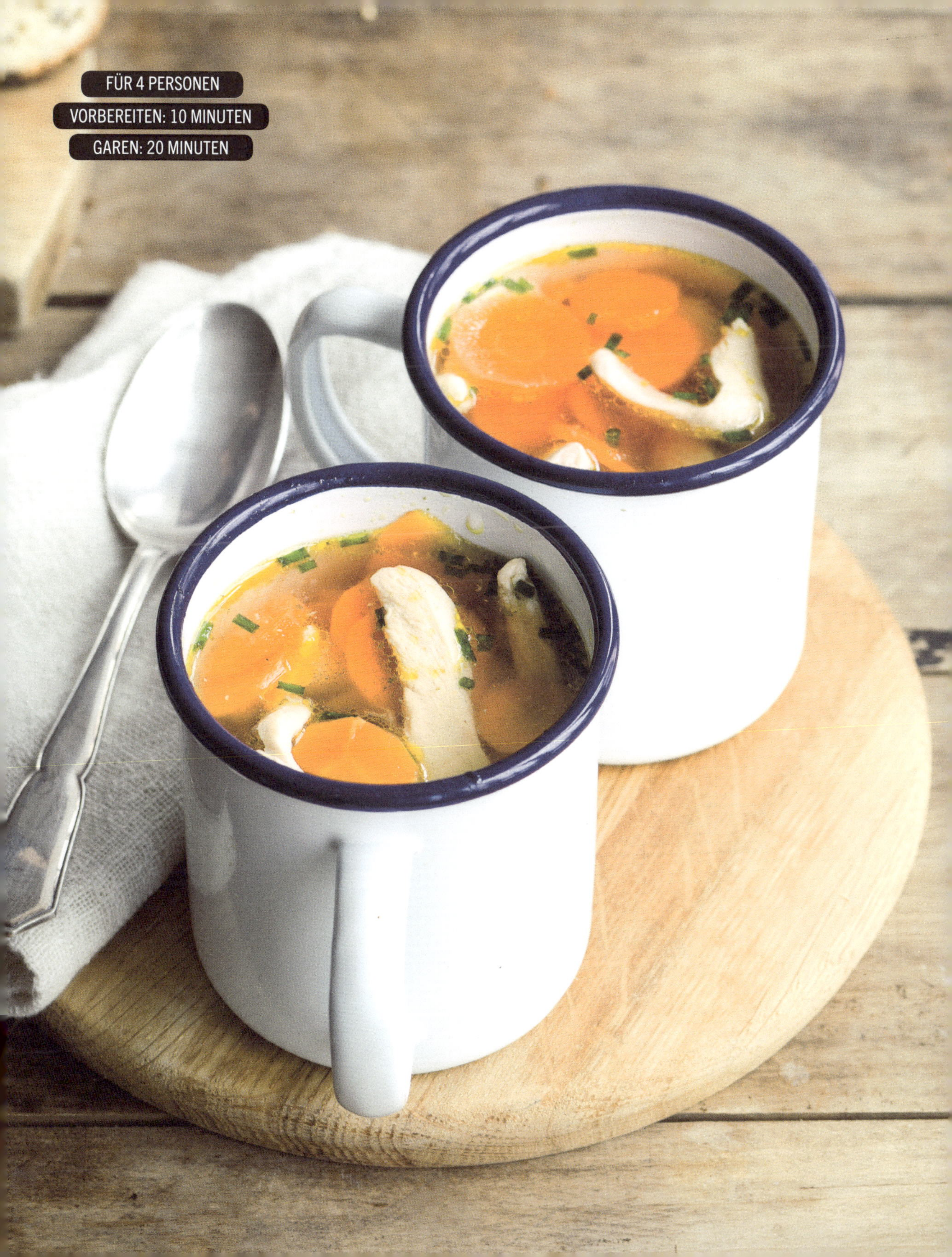

17 KÜRBISSUPPE

mit Ingwer

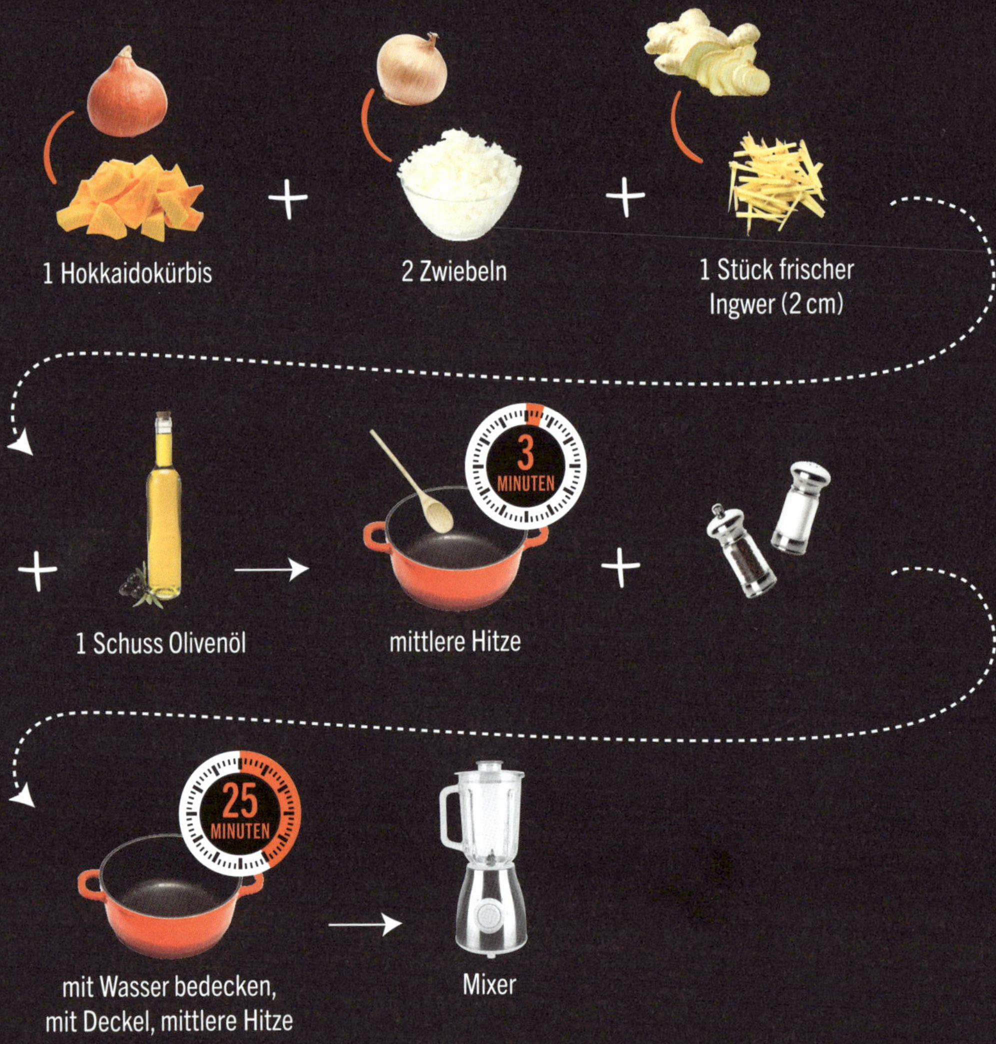
1 Hokkaidokürbis
+
2 Zwiebeln
+
1 Stück frischer Ingwer (2 cm)
+
1 Schuss Olivenöl
3 MINUTEN
mittlere Hitze
+
25 MINUTEN
mit Wasser bedecken, mit Deckel, mittlere Hitze
Mixer

FÜR 4 PERSONEN

VORBEREITEN: 15 MINUTEN

GAREN: 28 MINUTEN

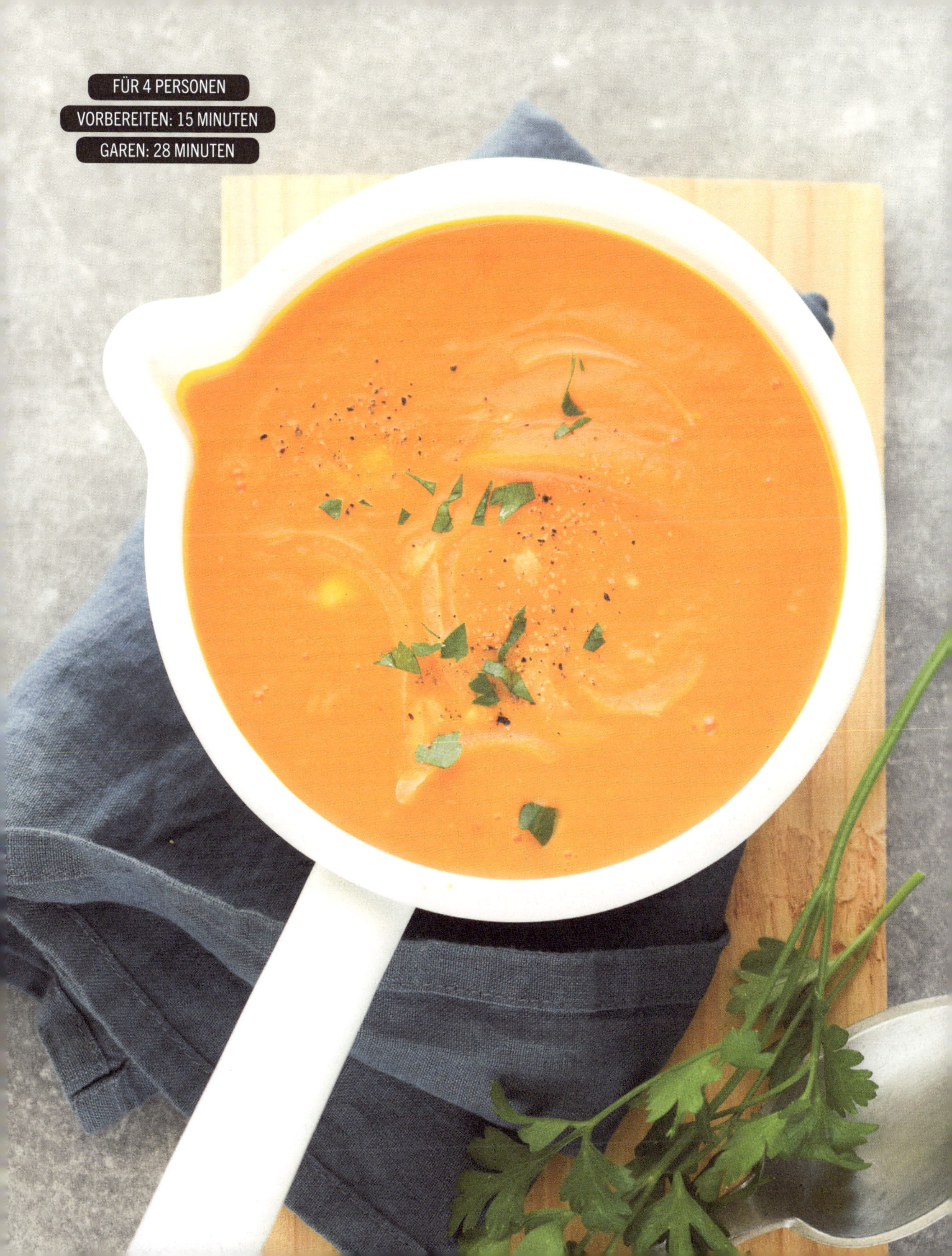

18 PAPRIKASUPPE

mit Rosmarin

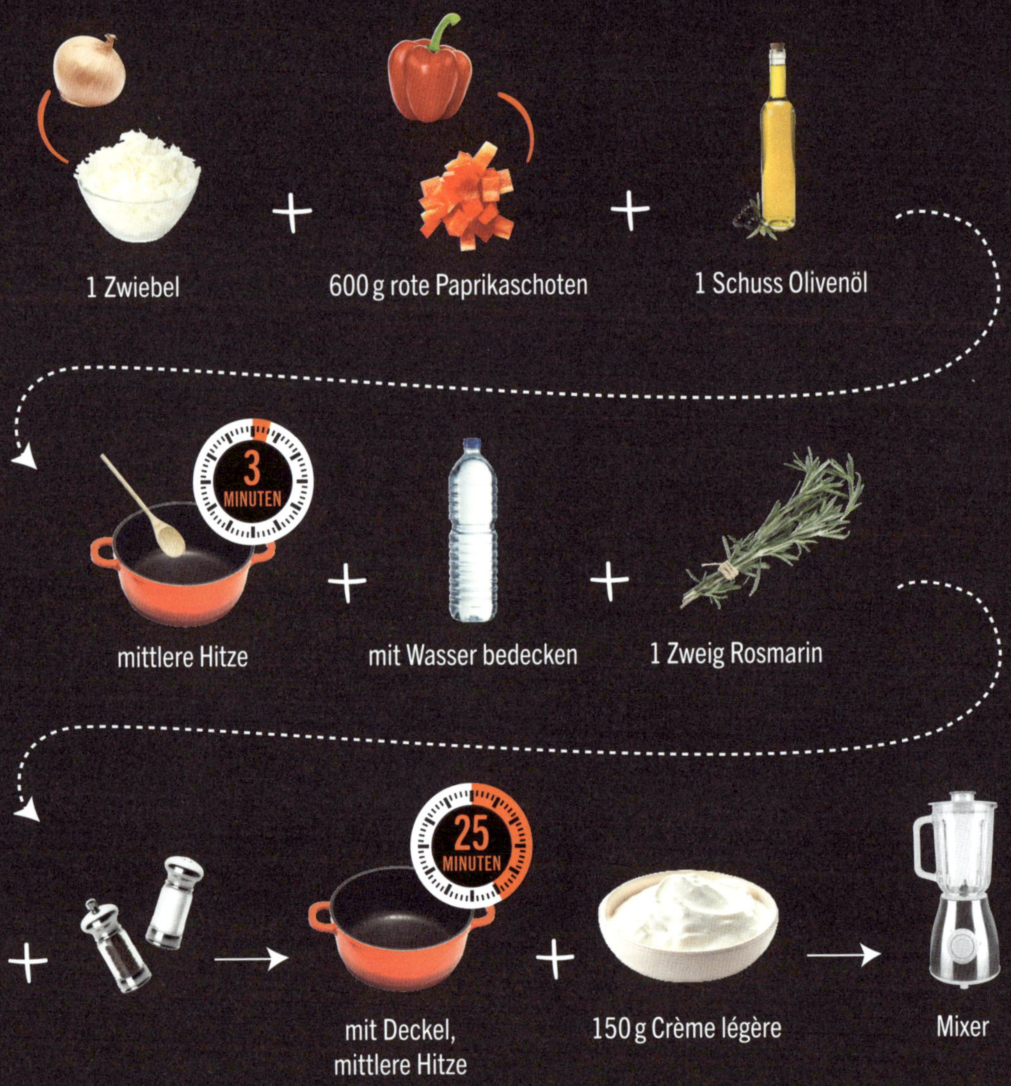

1 Zwiebel
600 g rote Paprikaschoten
1 Schuss Olivenöl
3 MINUTEN
mittlere Hitze
mit Wasser bedecken
1 Zweig Rosmarin
25 MINUTEN
mit Deckel, mittlere Hitze
150 g Crème légère
Mixer

FÜR 4 PERSONEN

VORBEREITEN: 15 MINUTEN

GAREN: 28 MINUTEN

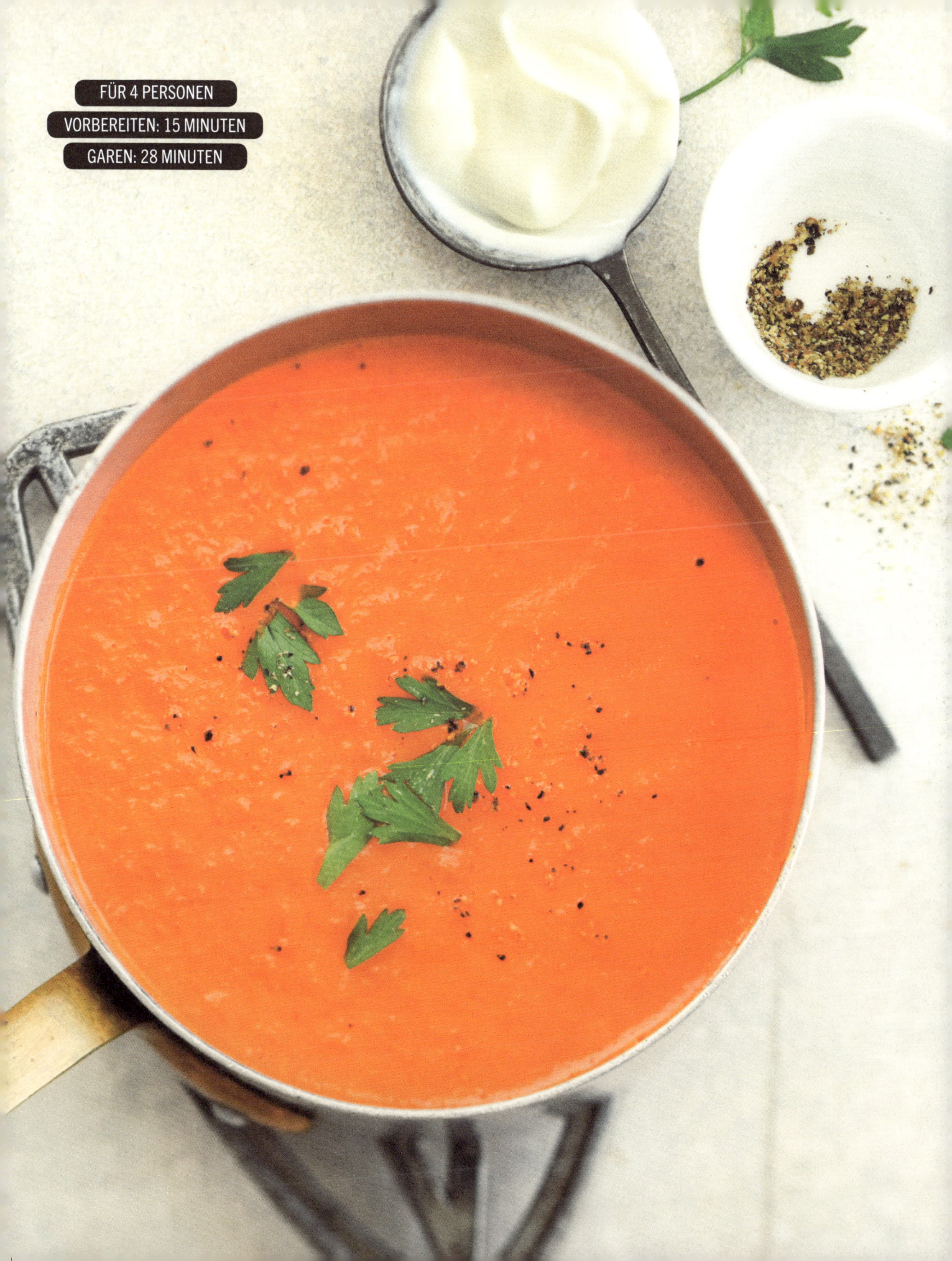

19 OFENTOMATEN

mit Hackfleisch gefüllt

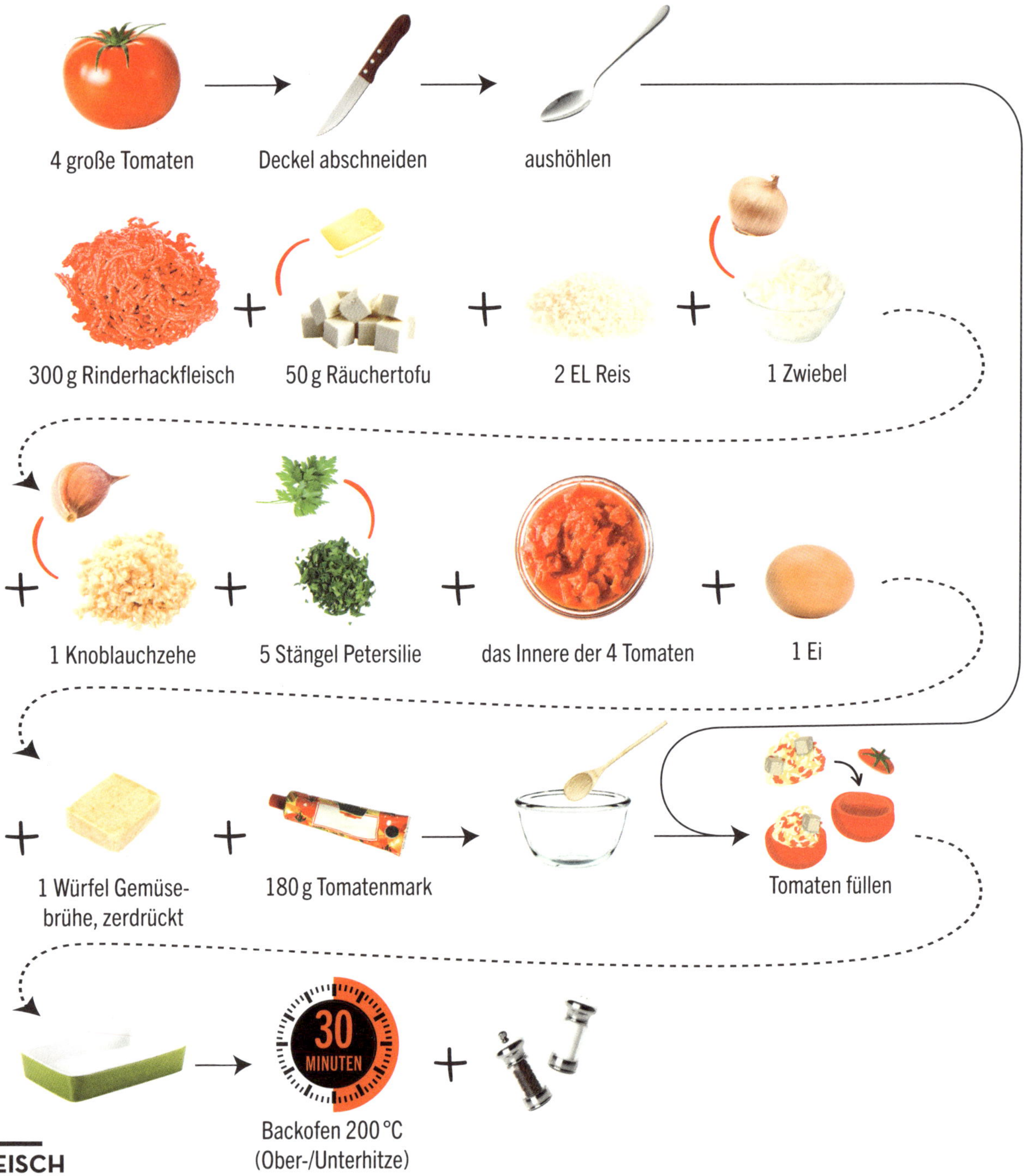

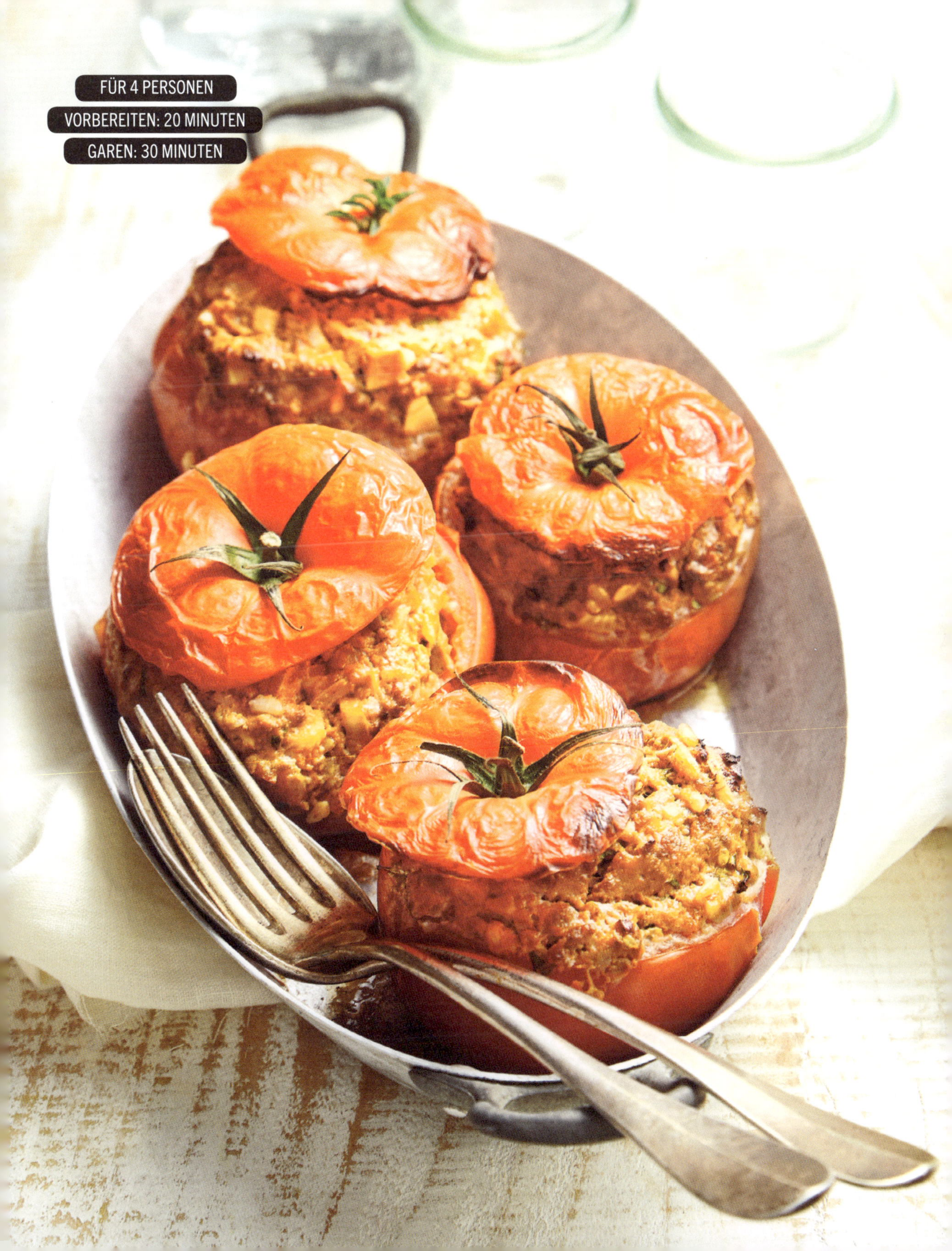
FÜR 4 PERSONEN
VORBEREITEN: 20 MINUTEN
GAREN: 30 MINUTEN

20 CHILI CON CARNE

auf leichte Art

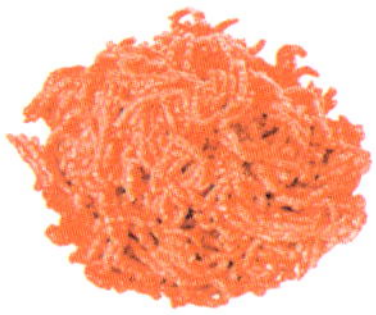

400 g Rinderhackfleisch

\+

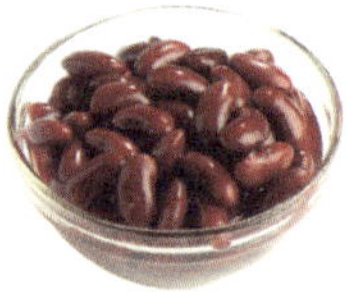

400 g Kidneybohnen (Dose)

\+

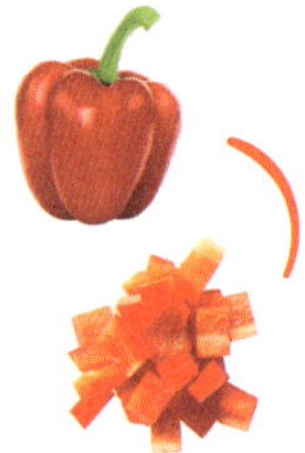

3 Paprikaschoten

\+

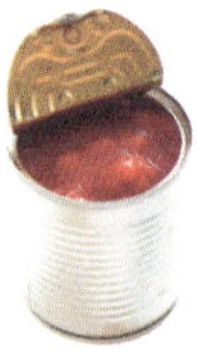

400 g stückige Tomaten (Dose)

\+

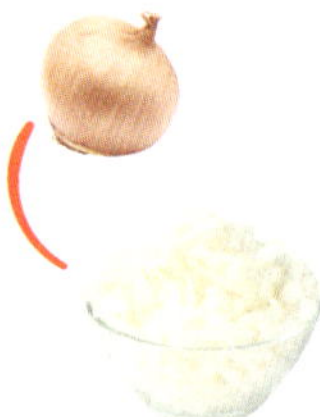

2 Zwiebeln

\+

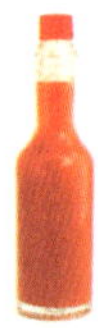

1–2 Spritzer Tabasco

\+

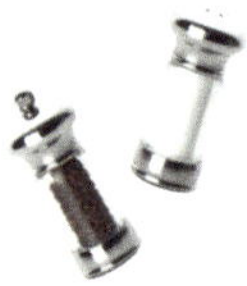

→

starke Hitze

→

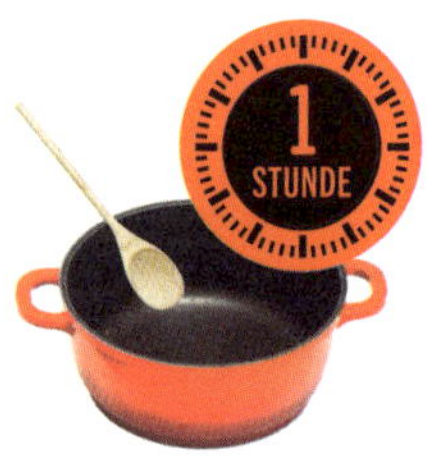

mit Deckel, schwache Hitze

FÜR 6–8 PERSONEN

VORBEREITEN: 10 MINUTEN

GAREN: 70 MINUTEN

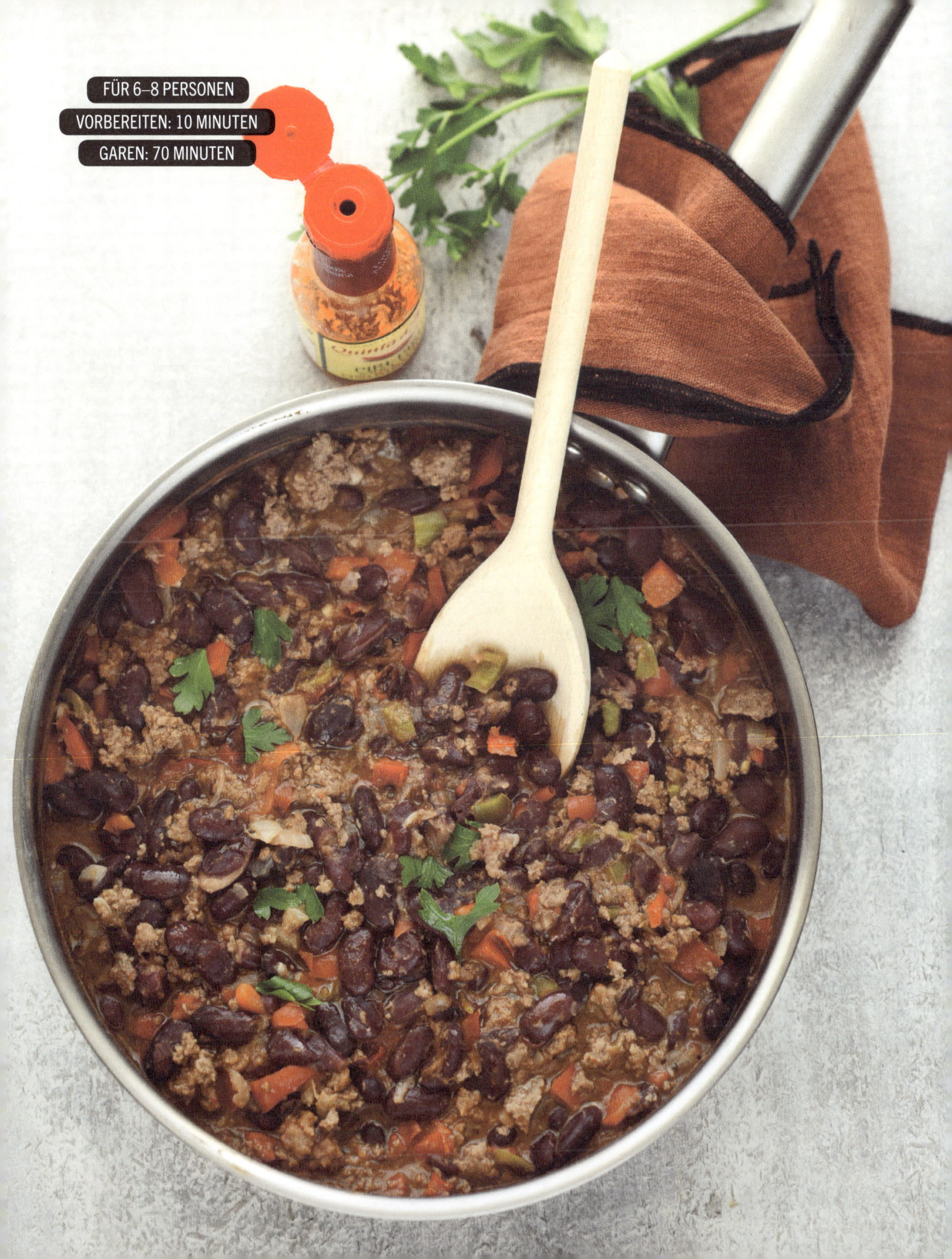

21 FLEISCHBÄLLCHEN
mit Tomaten

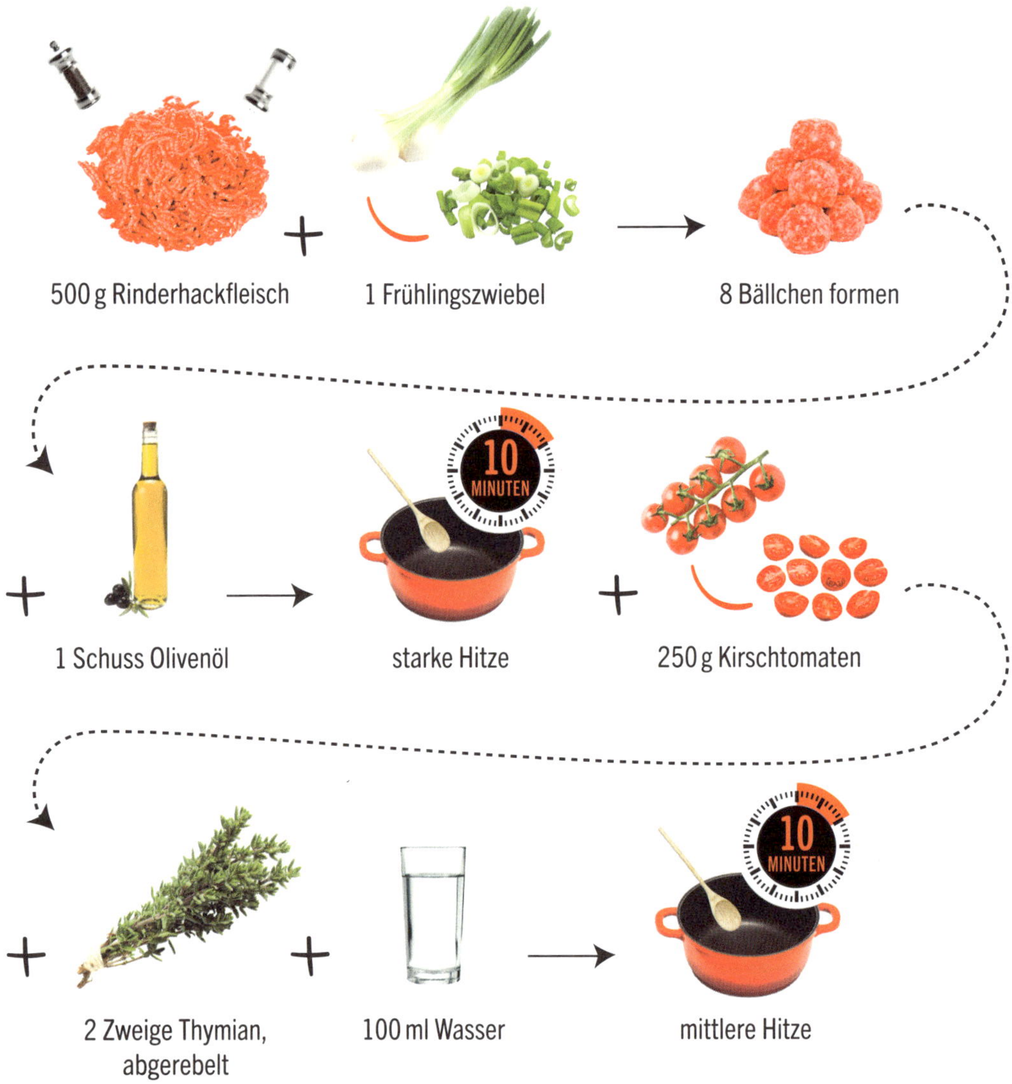

FÜR 4 PERSONEN
VORBEREITEN: 15 MINUTEN
GAREN: 20 MINUTEN

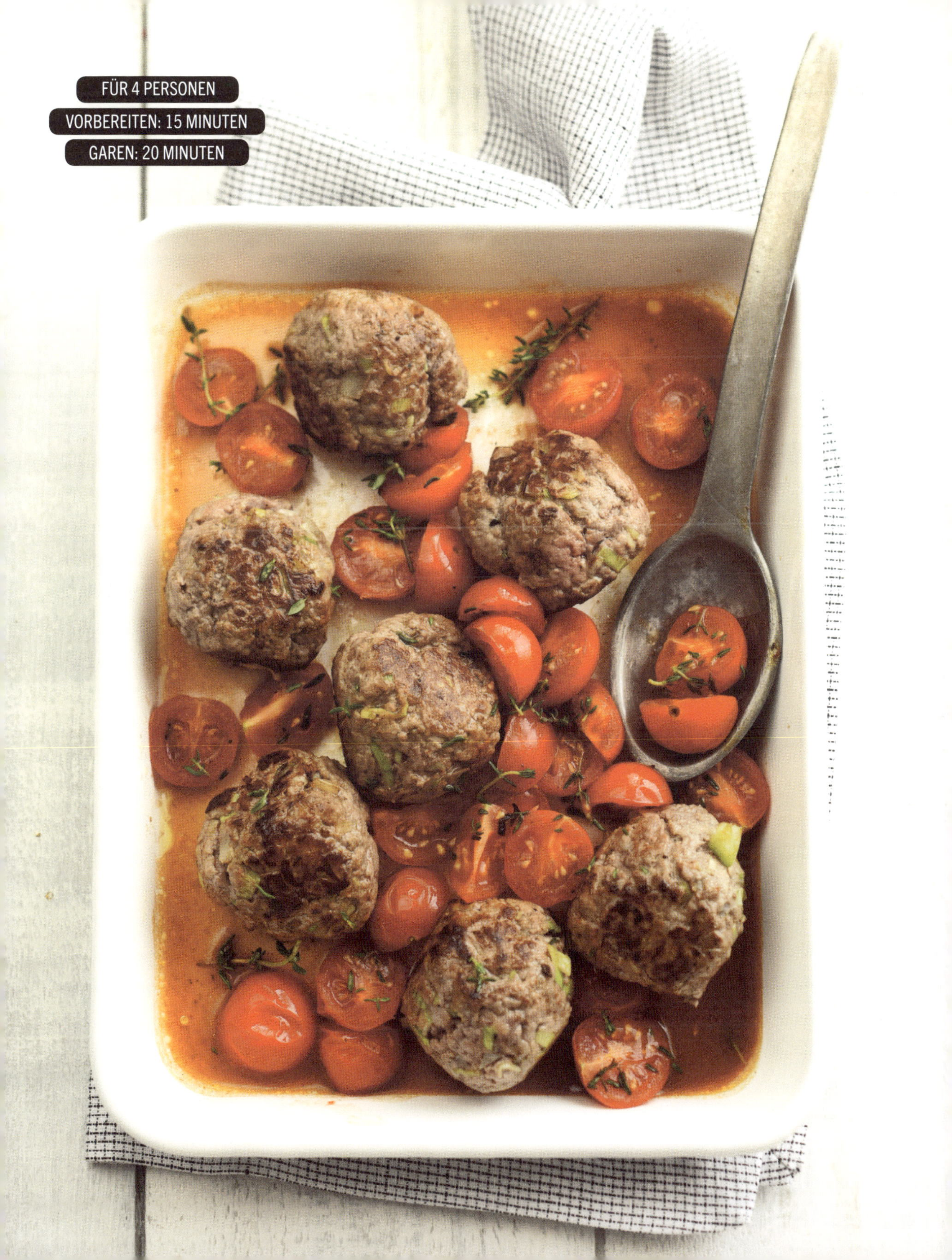

22 WOK MIT RINDFLEISCH,
Brokkoli und Chili

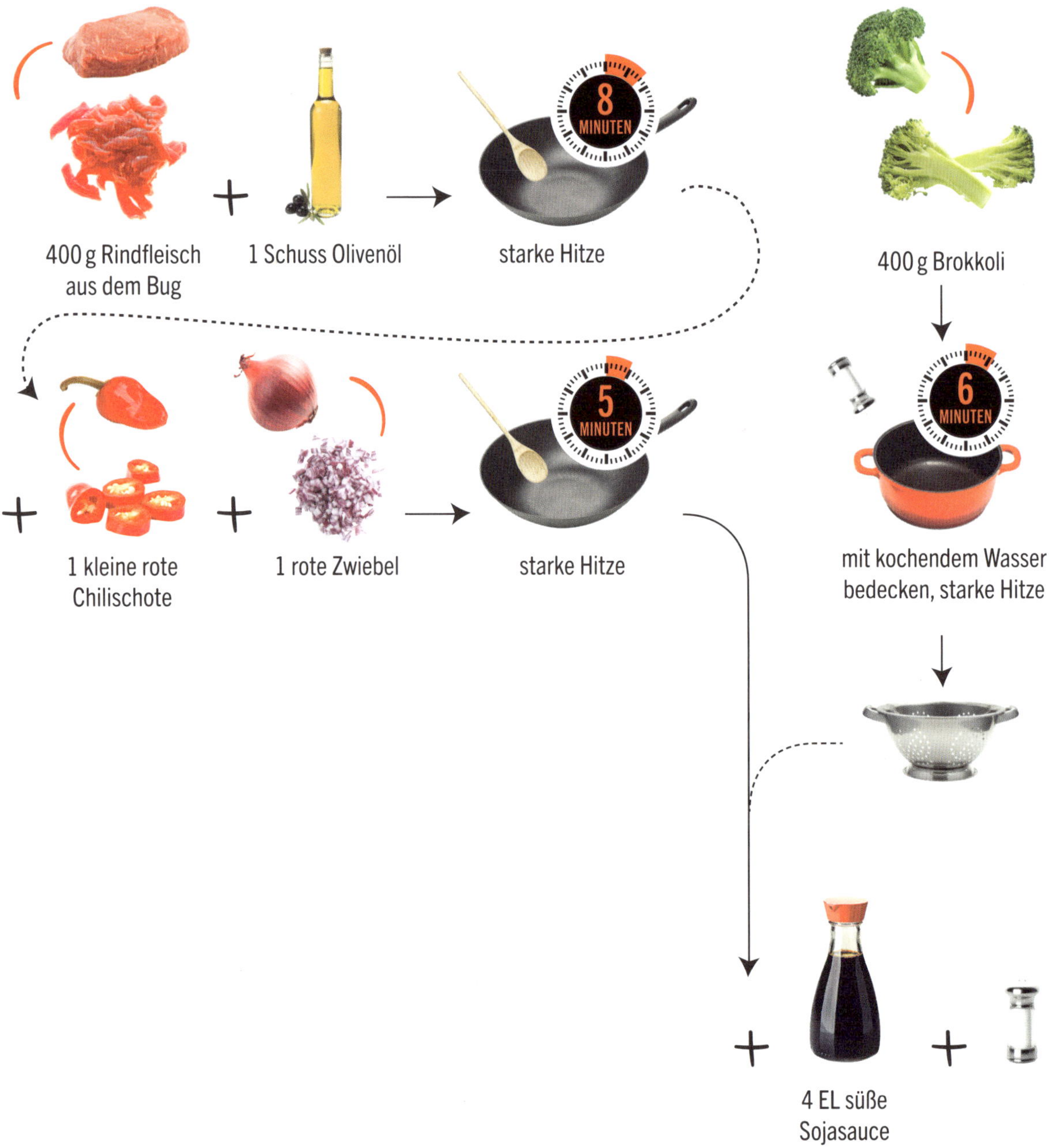

400 g Rindfleisch aus dem Bug
1 Schuss Olivenöl
8 MINUTEN
starke Hitze
400 g Brokkoli
6 MINUTEN
mit kochendem Wasser bedecken, starke Hitze
1 kleine rote Chilischote
1 rote Zwiebel
5 MINUTEN
starke Hitze
4 EL süße Sojasauce

FÜR 4 PERSONEN

VORBEREITEN: 20 MINUTEN

GAREN: 15 MINUTEN

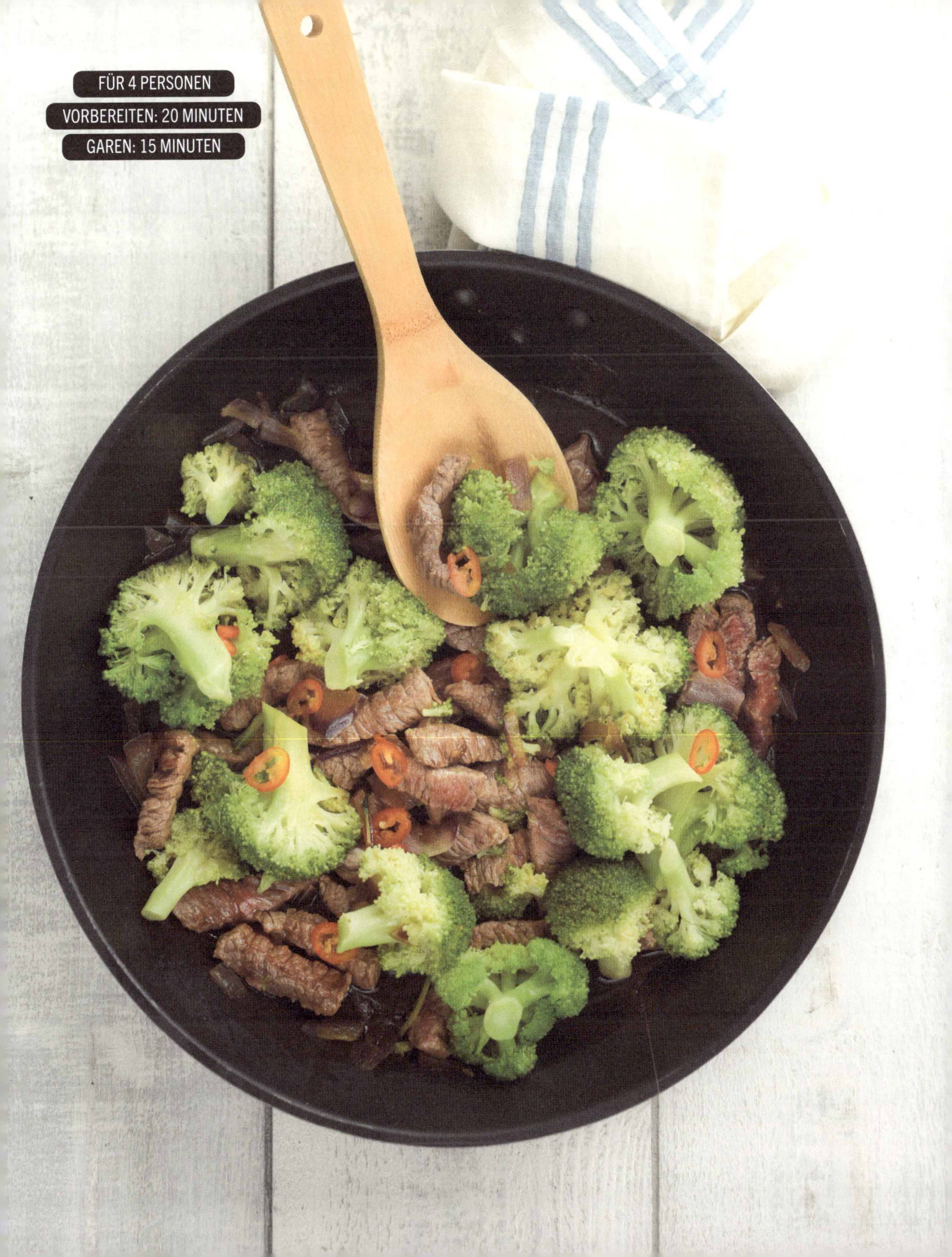

23 ZUCCHINILASAGNE

orientalisch

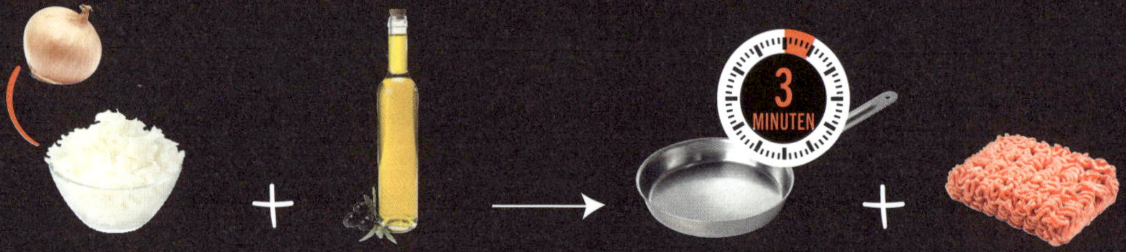

1 Zwiebel + 1 Schuss Olivenöl → mittlere Hitze (3 Minuten) + 400 g Kalbshackfleisch

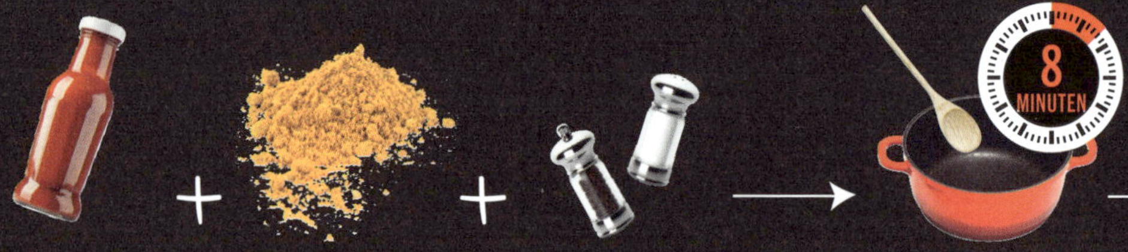

+ 200 g Passata + 1 TL Ras el-Hanout + → mittlere Hitze (8 Minuten)

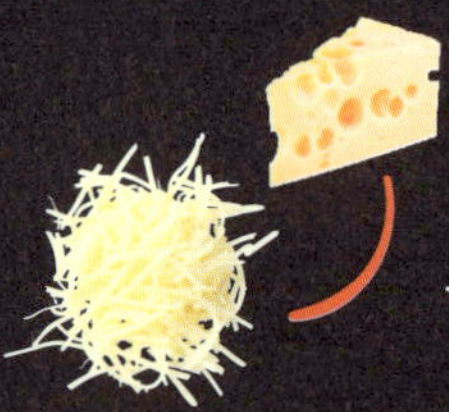

30 g Emmentaler

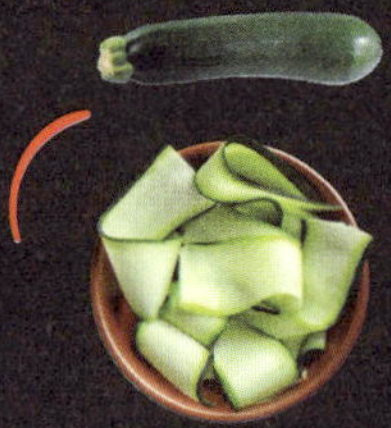

3 Zucchini →

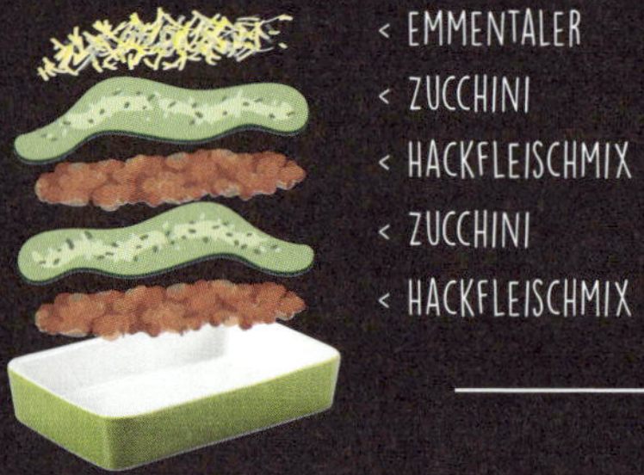

in eine ofenfeste Form schichten →

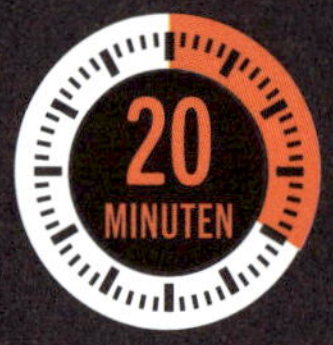

Backofen 180 °C (Ober-/Unterhitze)

FÜR 4 PERSONEN

VORBEREITEN: 25 MINUTEN

GAREN: 31 MINUTEN

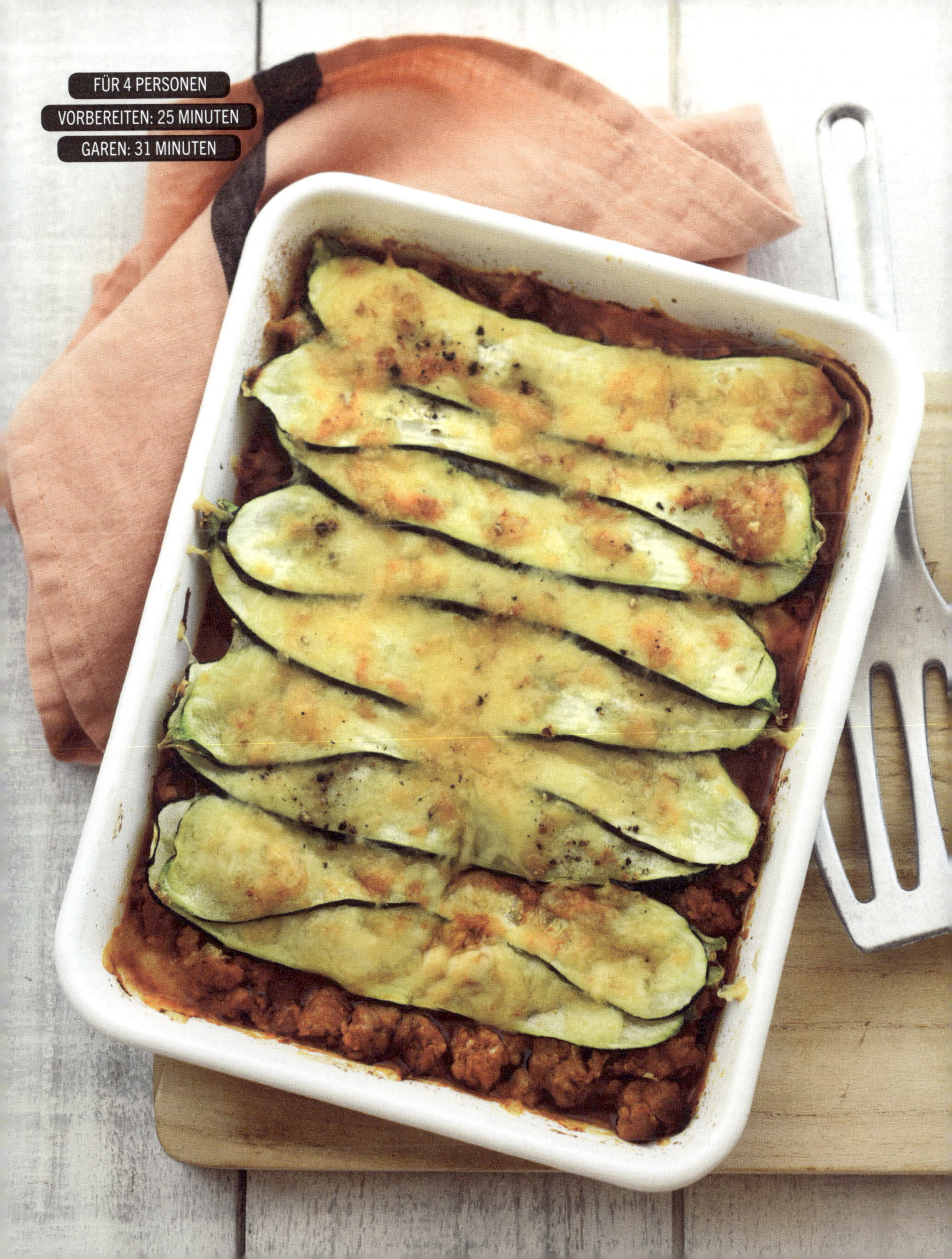

24 ZUCCHINIPFANNE

mit Kochschinken

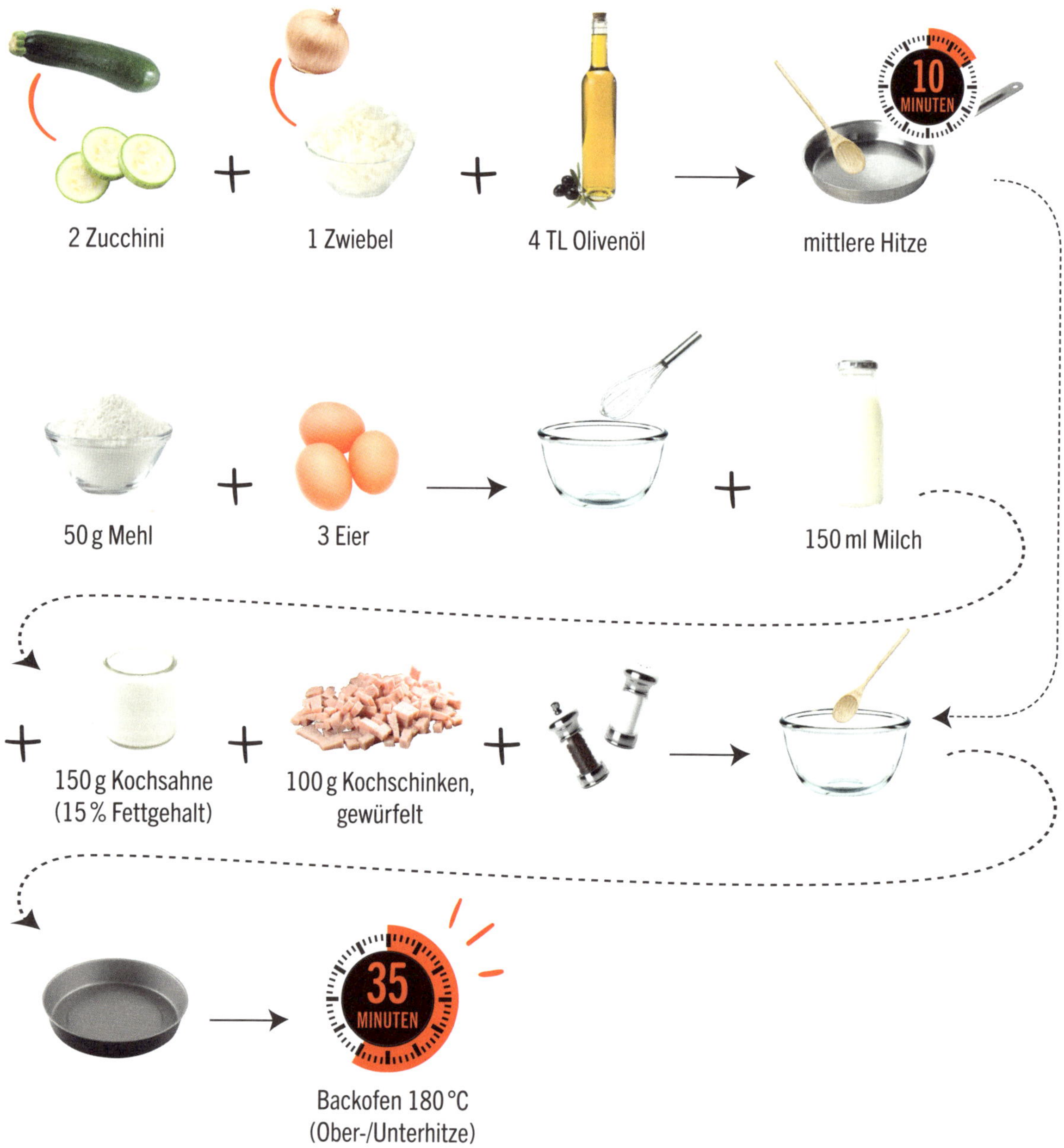

FÜR 4 PERSONEN

VORBEREITEN: 15 MINUTEN

GAREN: 45 MINUTEN

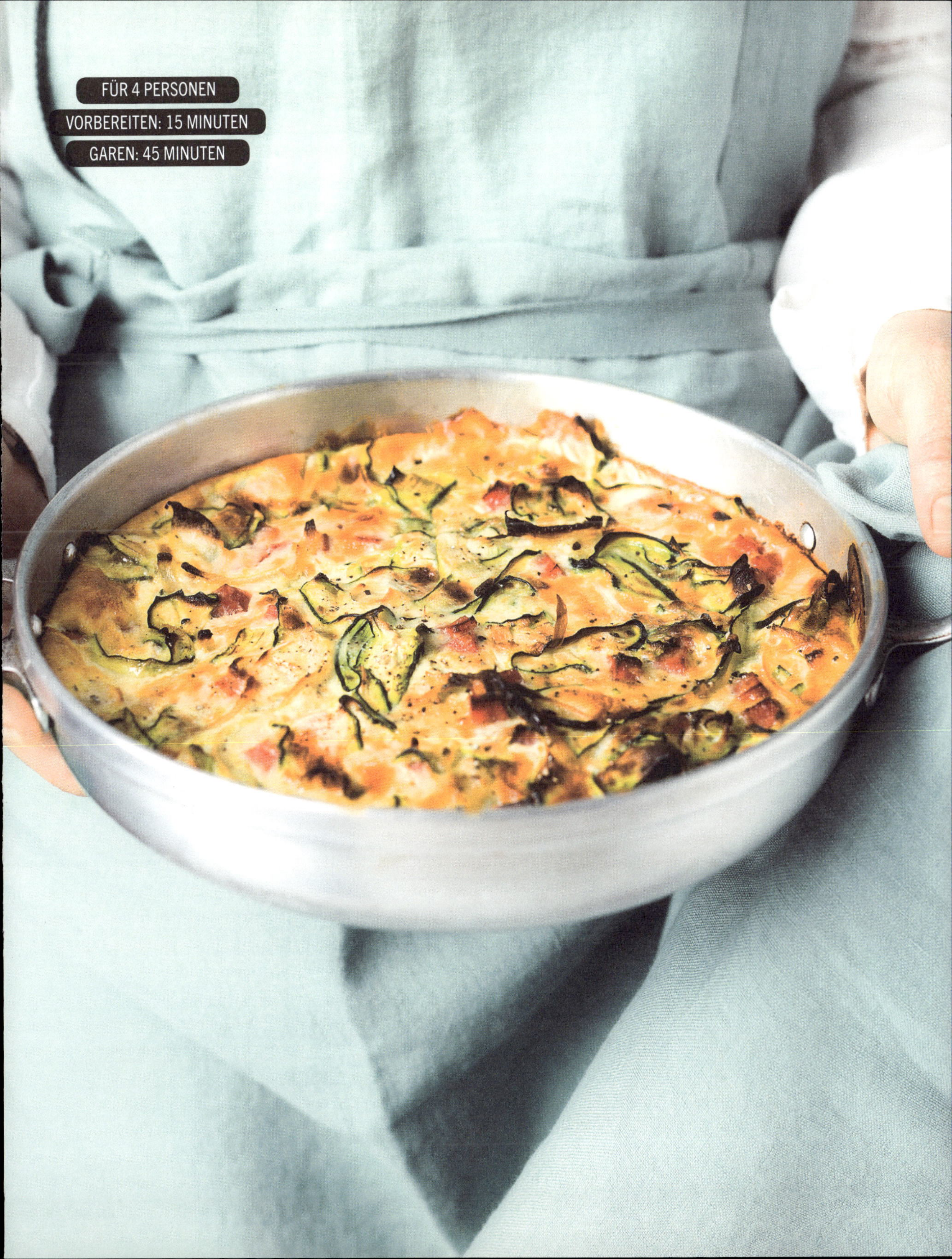

25 ZIMT-HÄHNCHEN

mit Karottenschnitzen

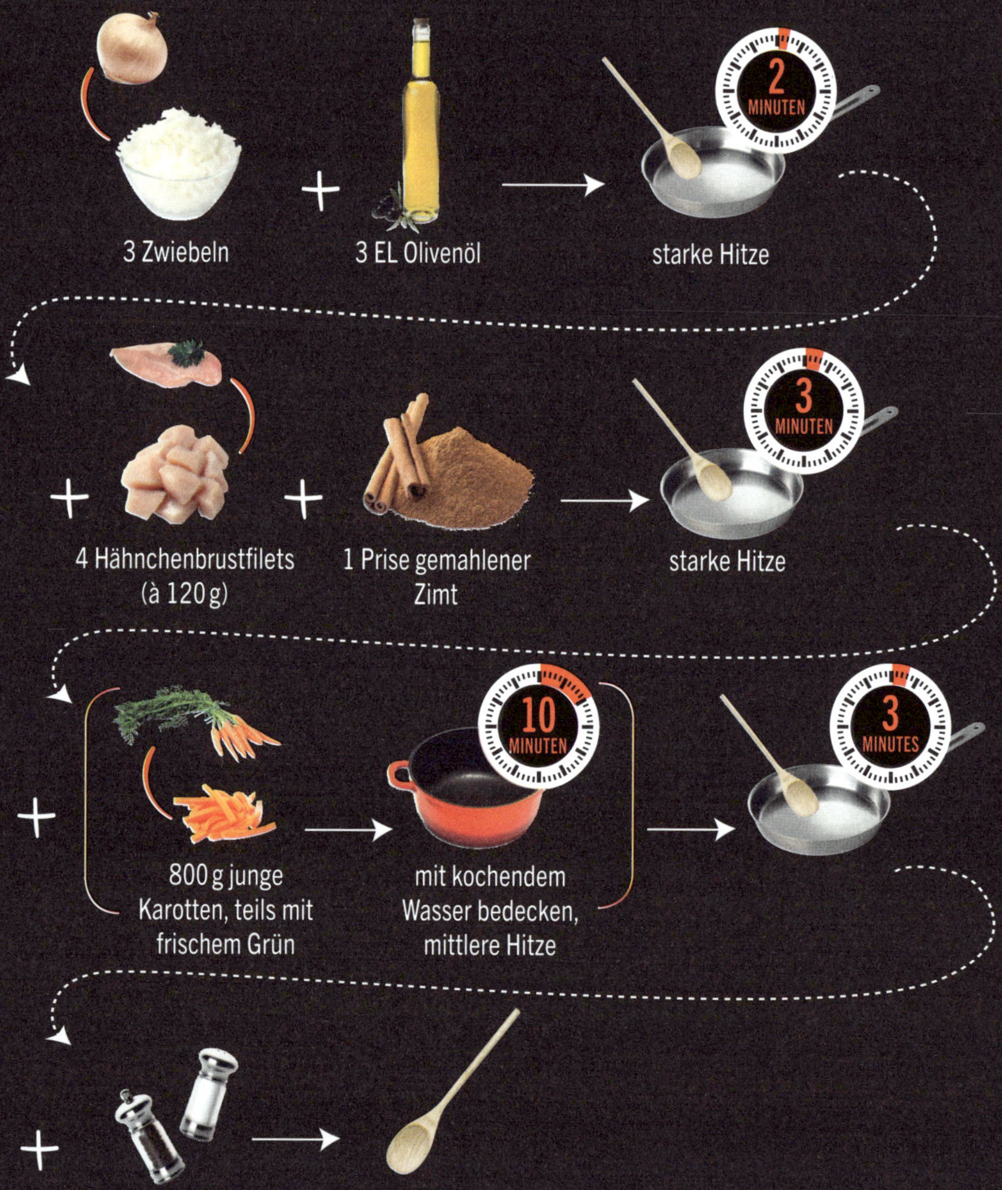
3 Zwiebeln
3 EL Olivenöl
2 MINUTEN
starke Hitze
4 Hähnchenbrustfilets (à 120 g)
1 Prise gemahlener Zimt
3 MINUTEN
starke Hitze
800 g junge Karotten, teils mit frischem Grün
10 MINUTEN
mit kochendem Wasser bedecken, mittlere Hitze
3 MINUTES

FÜR 4 PERSONEN
VORBEREITEN: 15 MINUTEN
GAREN: 18 MINUTEN

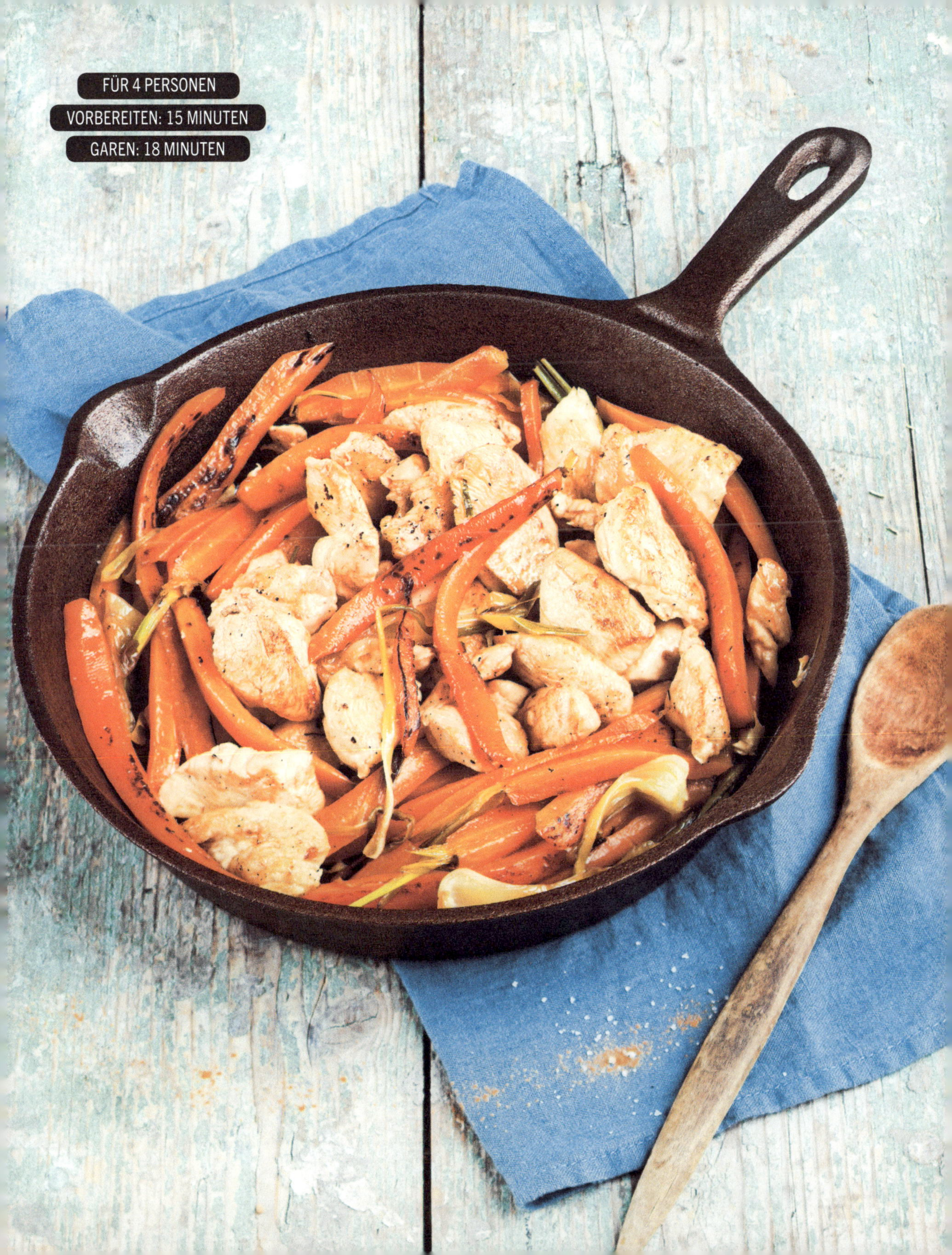

26 ASIA-HÄHNCHEN
mit Sojasprossen

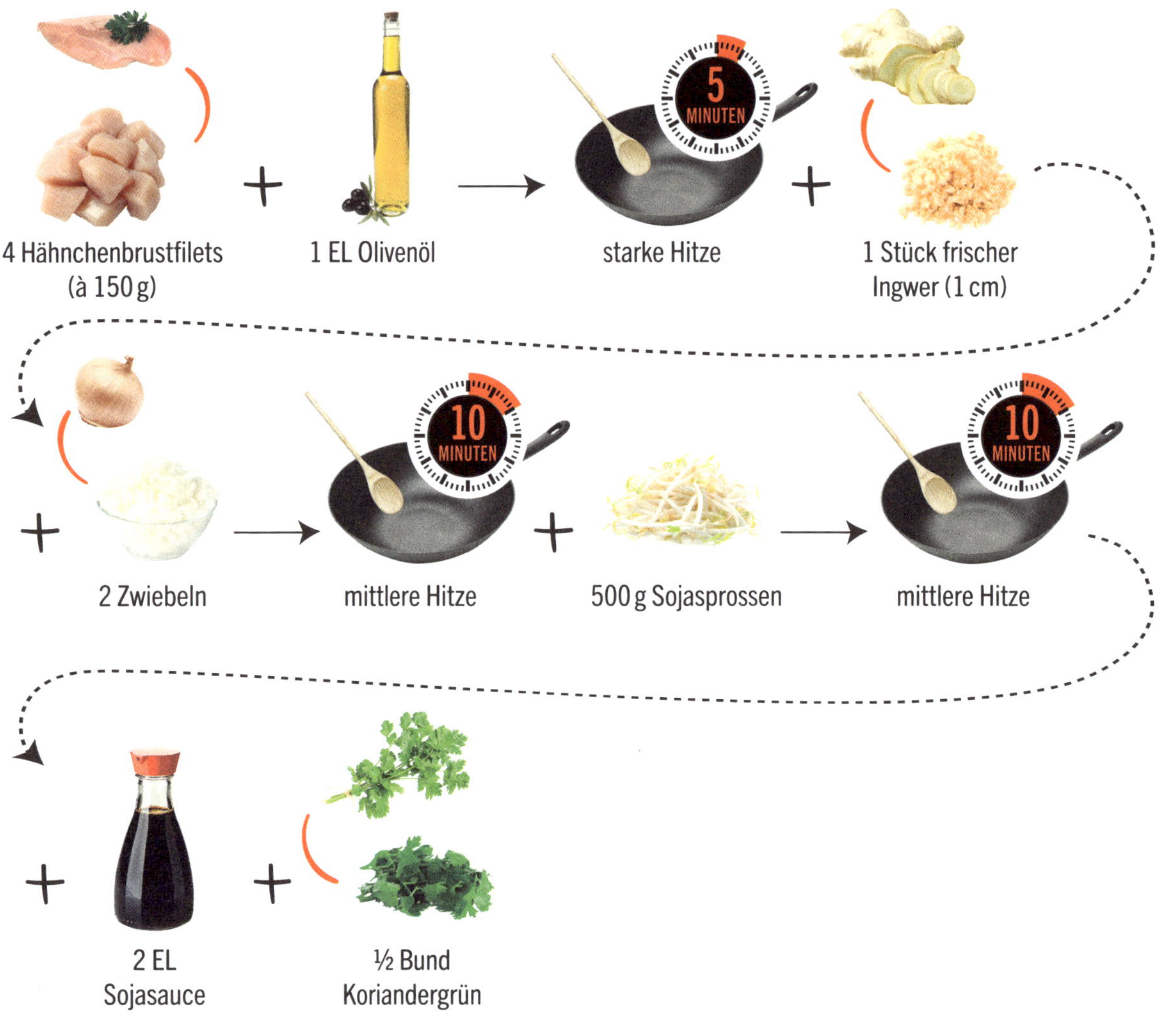
4 Hähnchenbrustfilets (à 150 g)
1 EL Olivenöl
5 MINUTEN
starke Hitze
1 Stück frischer Ingwer (1 cm)
2 Zwiebeln
10 MINUTEN
mittlere Hitze
500 g Sojasprossen
10 MINUTEN
mittlere Hitze
2 EL Sojasauce
½ Bund Koriandergrün

FÜR 4 PERSONEN

VORBEREITEN: 15 MINUTEN

GAREN: 25 MINUTEN

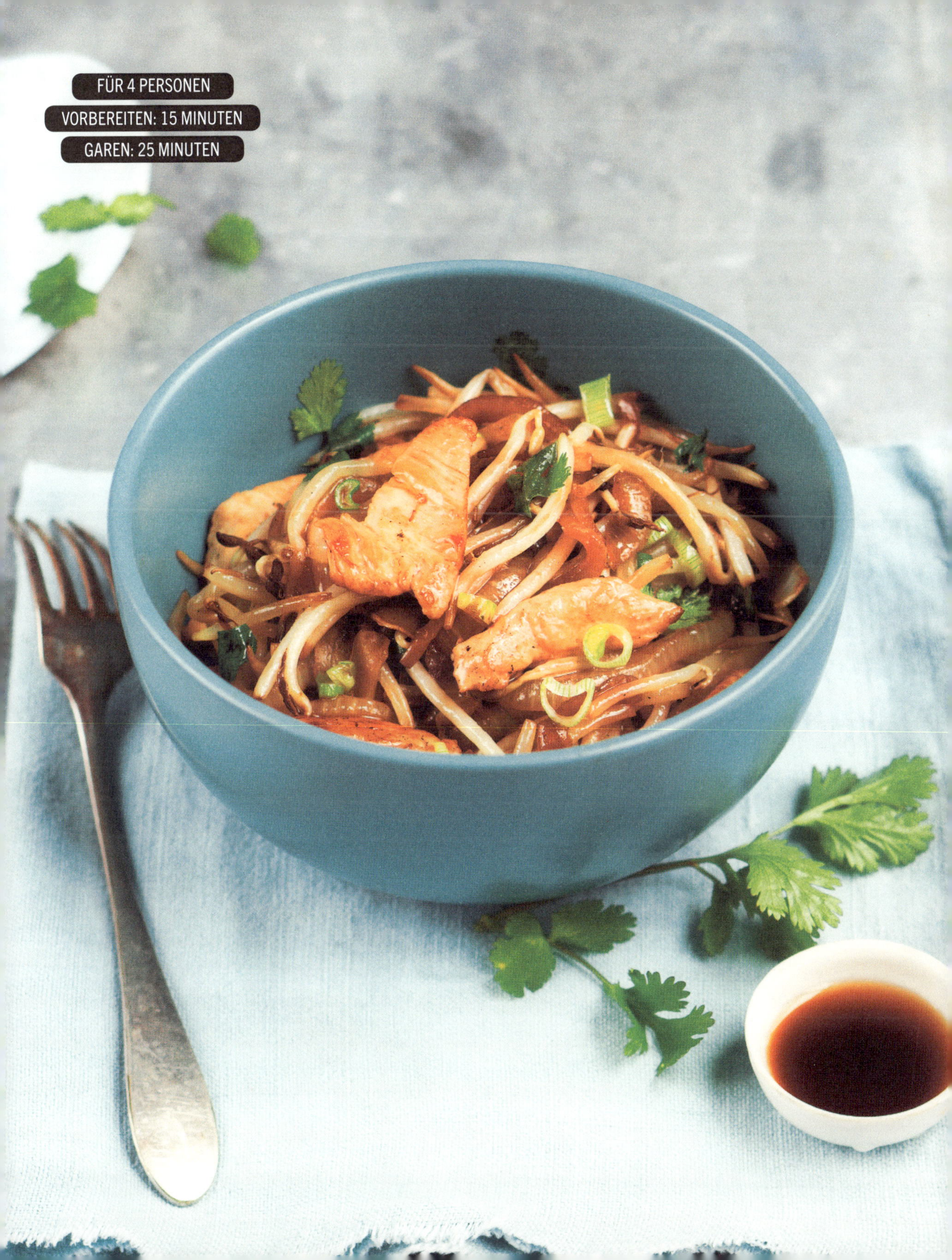

27 HÄHNCHENSCHMORTOPF

mit Zucchini und Oliven

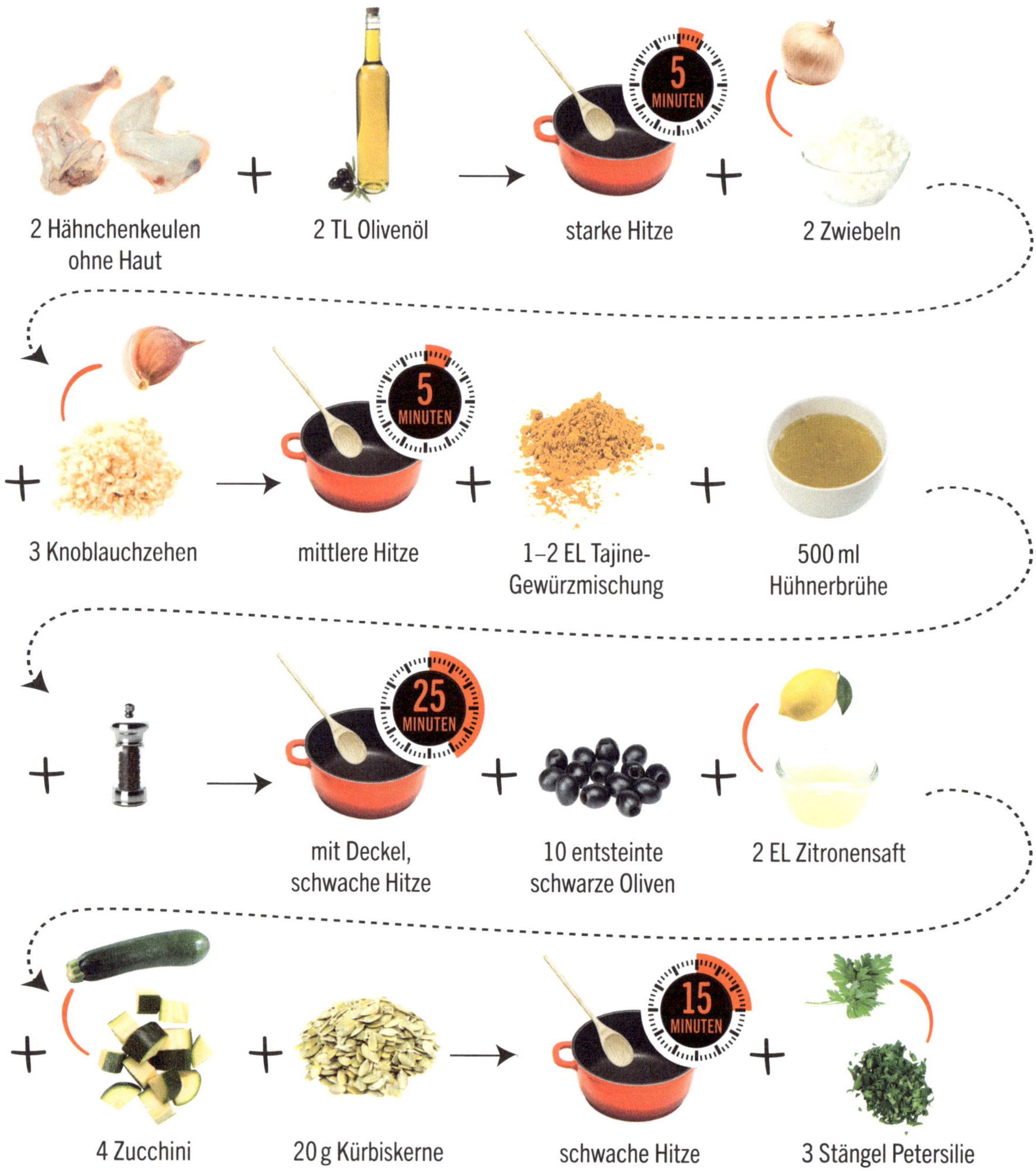

2 Hähnchenkeulen ohne Haut
2 TL Olivenöl
5 MINUTEN
starke Hitze
2 Zwiebeln
3 Knoblauchzehen
5 MINUTEN
mittlere Hitze
1–2 EL Tajine-Gewürzmischung
500 ml Hühnerbrühe
25 MINUTEN
mit Deckel, schwache Hitze
10 entsteinte schwarze Oliven
2 EL Zitronensaft
4 Zucchini
20 g Kürbiskerne
15 MINUTEN
schwache Hitze
3 Stängel Petersilie

FÜR 2 PERSONEN

VORBEREITEN: 15 MINUTEN

GAREN: 50 MINUTEN

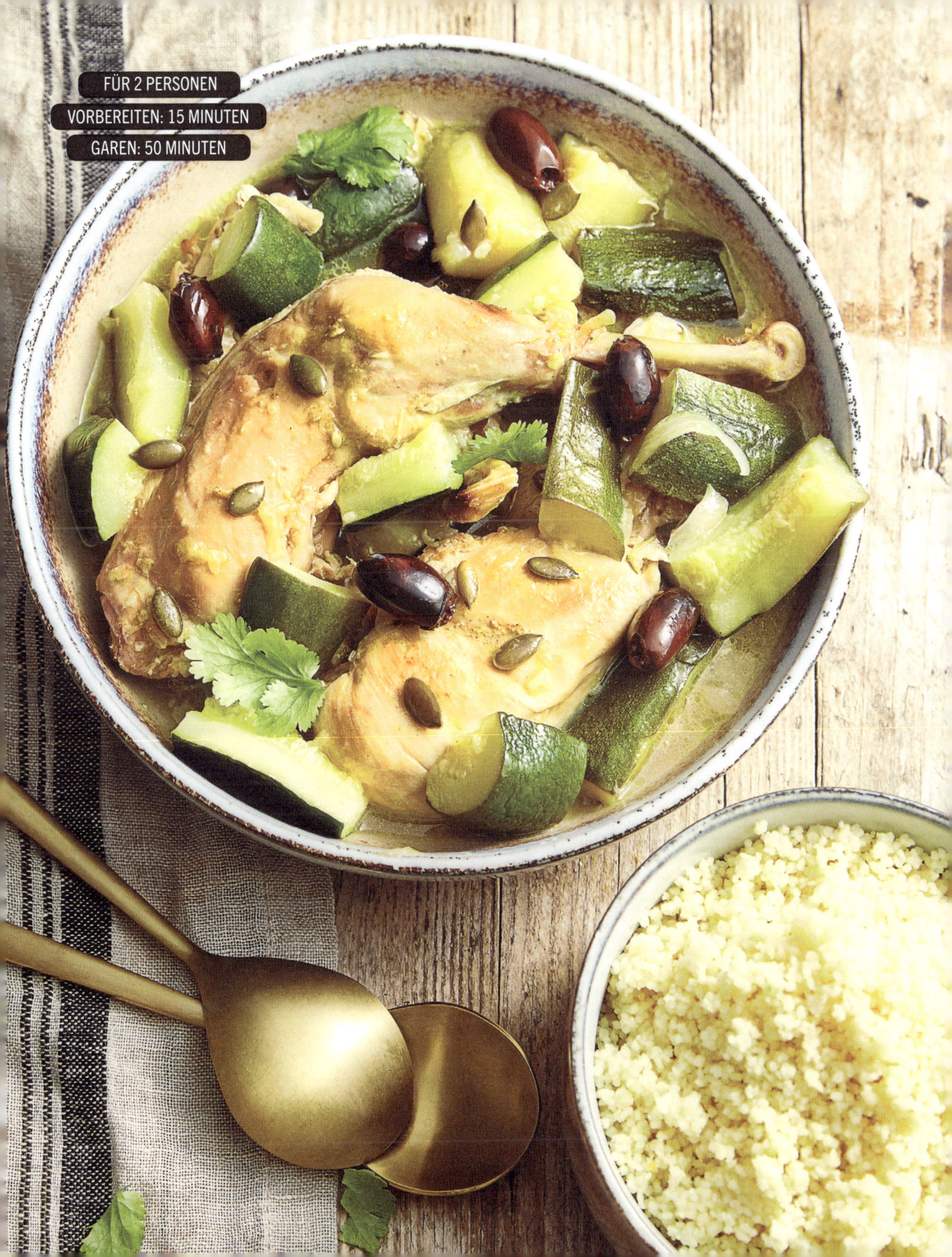

28 PAPRIKA-PUTENBRUST

mit Sommergemüse

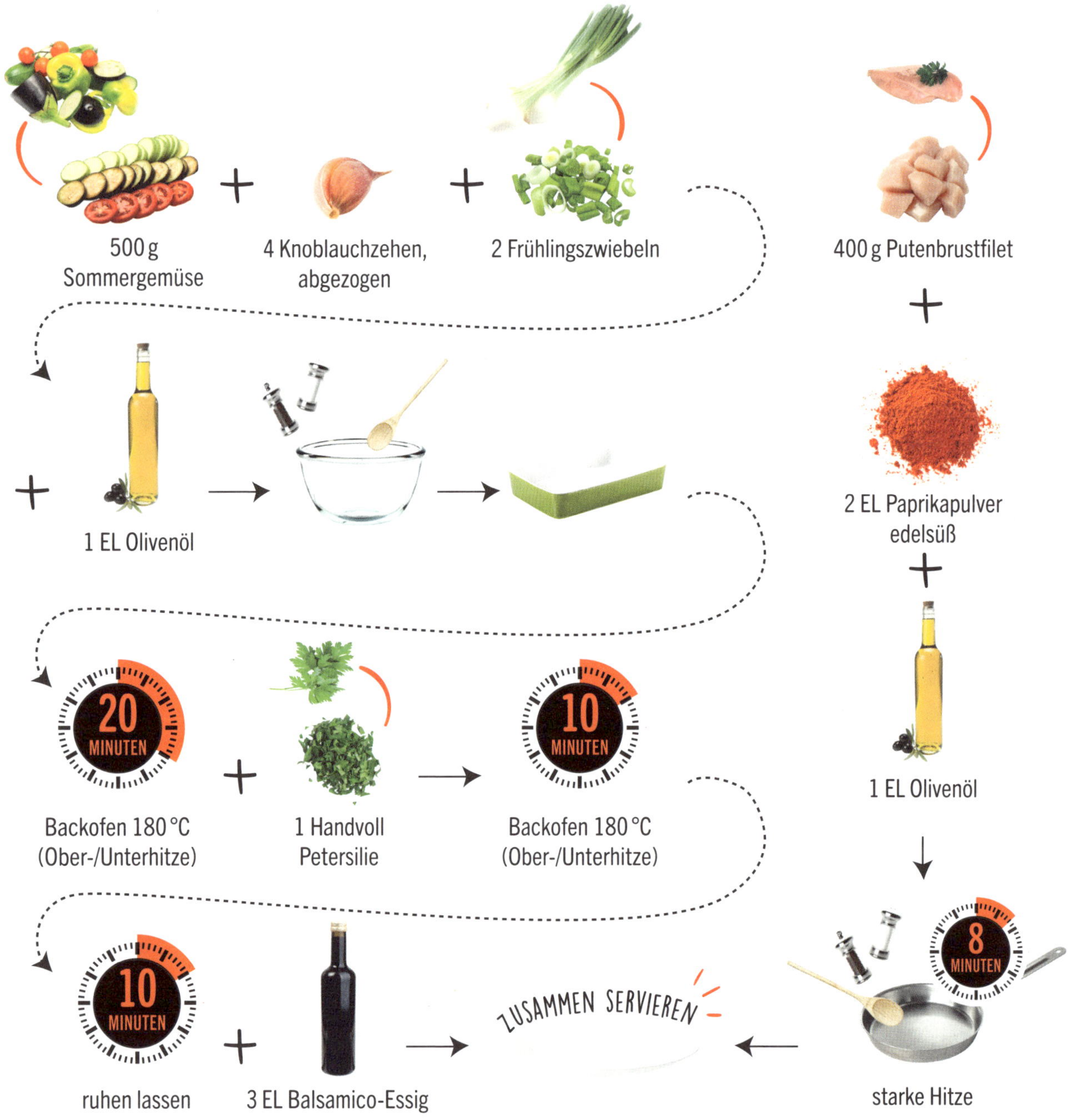

FÜR 4 PERSONEN

VORBEREITEN: 25 MINUTEN

GAREN: 30 MINUTEN

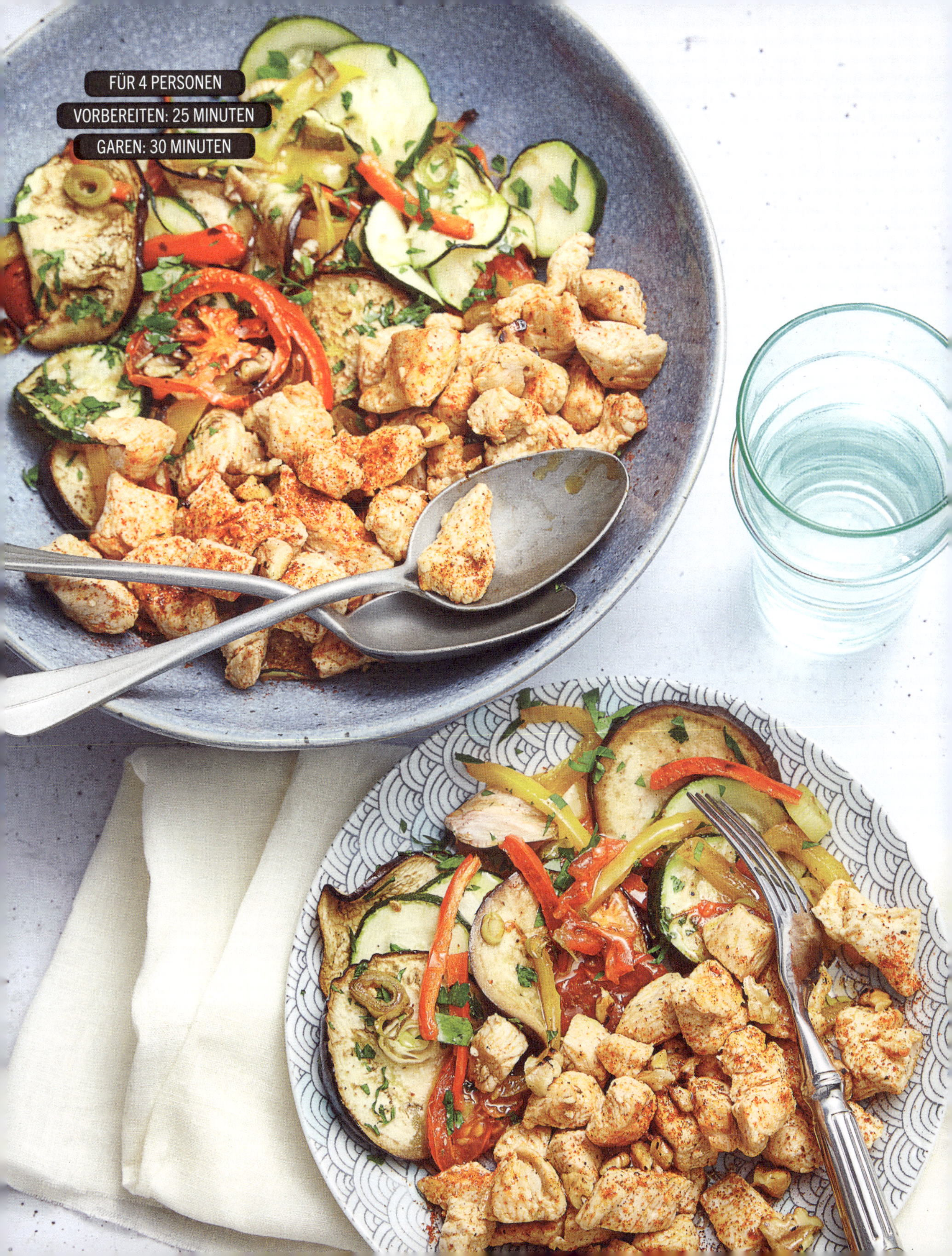

29 PUTENGESCHNETZELTES
in Senfsahne

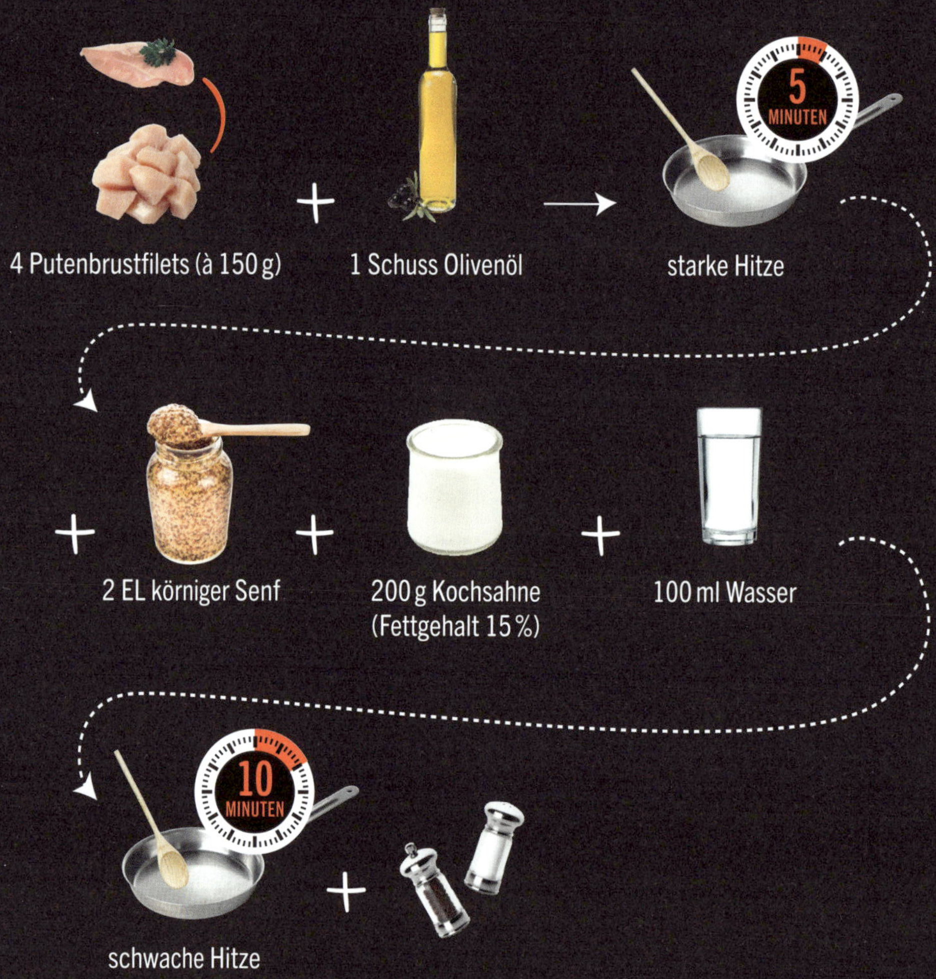
4 Putenbrustfilets (à 150 g)
+
1 Schuss Olivenöl
→
5 MINUTEN
starke Hitze
+
2 EL körniger Senf
+
200 g Kochsahne (Fettgehalt 15 %)
+
100 ml Wasser
10 MINUTEN
schwache Hitze
+

FÜR 4 PERSONEN
VORBEREITEN: 10 MINUTEN
GAREN: 15 MINUTEN

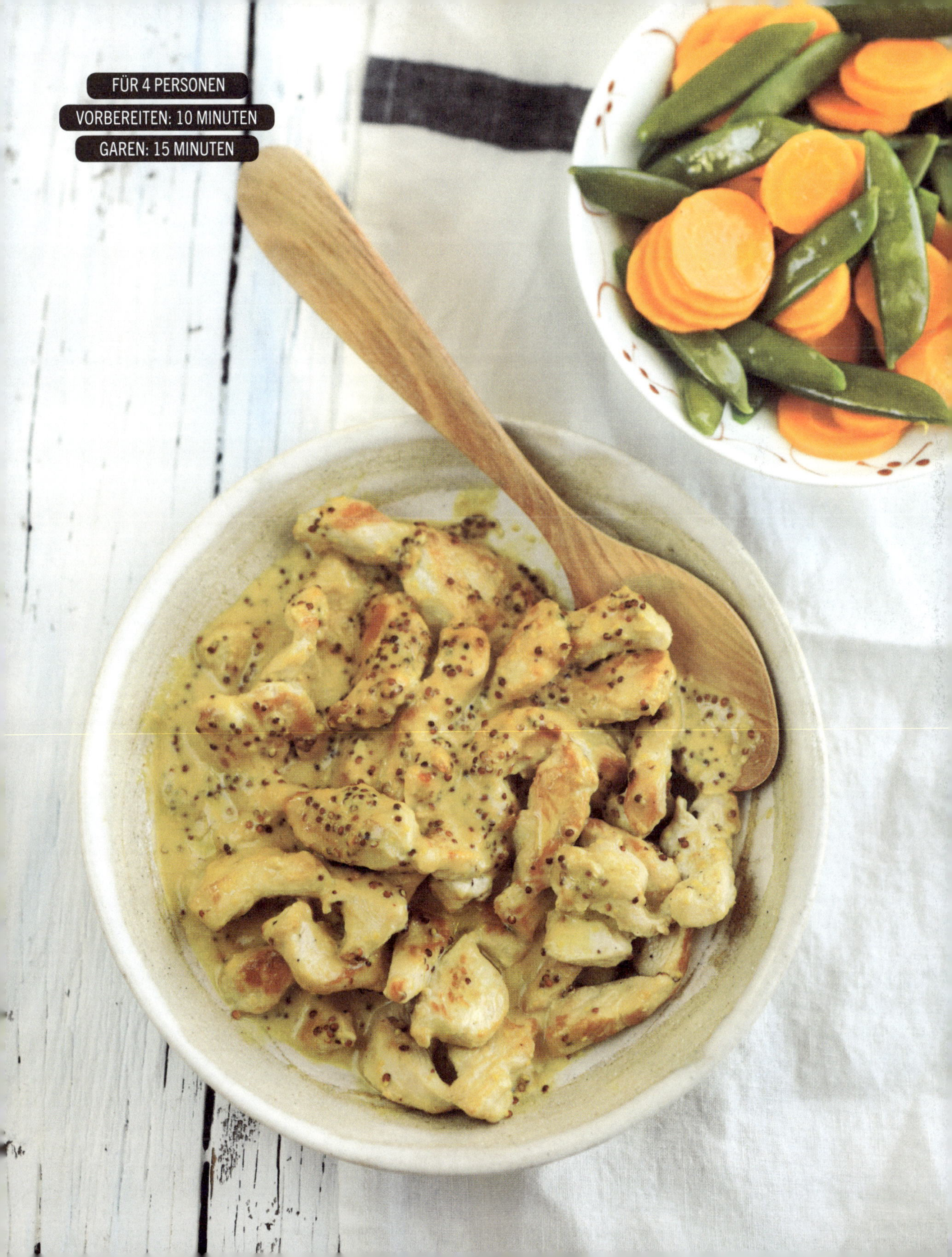

30 KANINCHENKEULEN
auf baskische Art

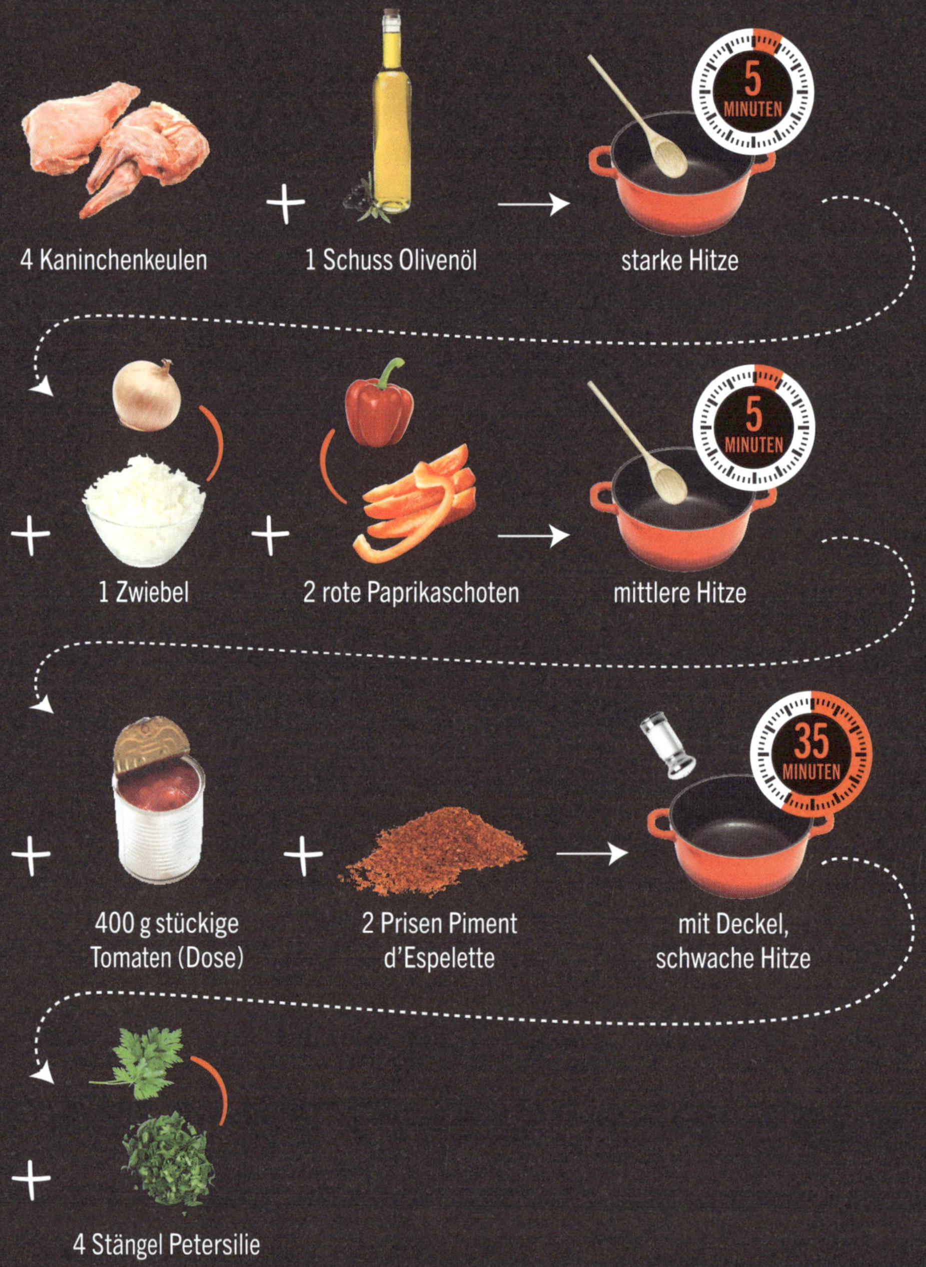
4 Kaninchenkeulen
+
1 Schuss Olivenöl
5 MINUTEN
starke Hitze
+
1 Zwiebel
+
2 rote Paprikaschoten
5 MINUTEN
mittlere Hitze
+
400 g stückige Tomaten (Dose)
+
2 Prisen Piment d'Espelette
35 MINUTEN
mit Deckel, schwache Hitze
+
4 Stängel Petersilie

FÜR 4 PERSONEN
VORBEREITEN: 15 MINUTEN
GAREN: 45 MINUTEN

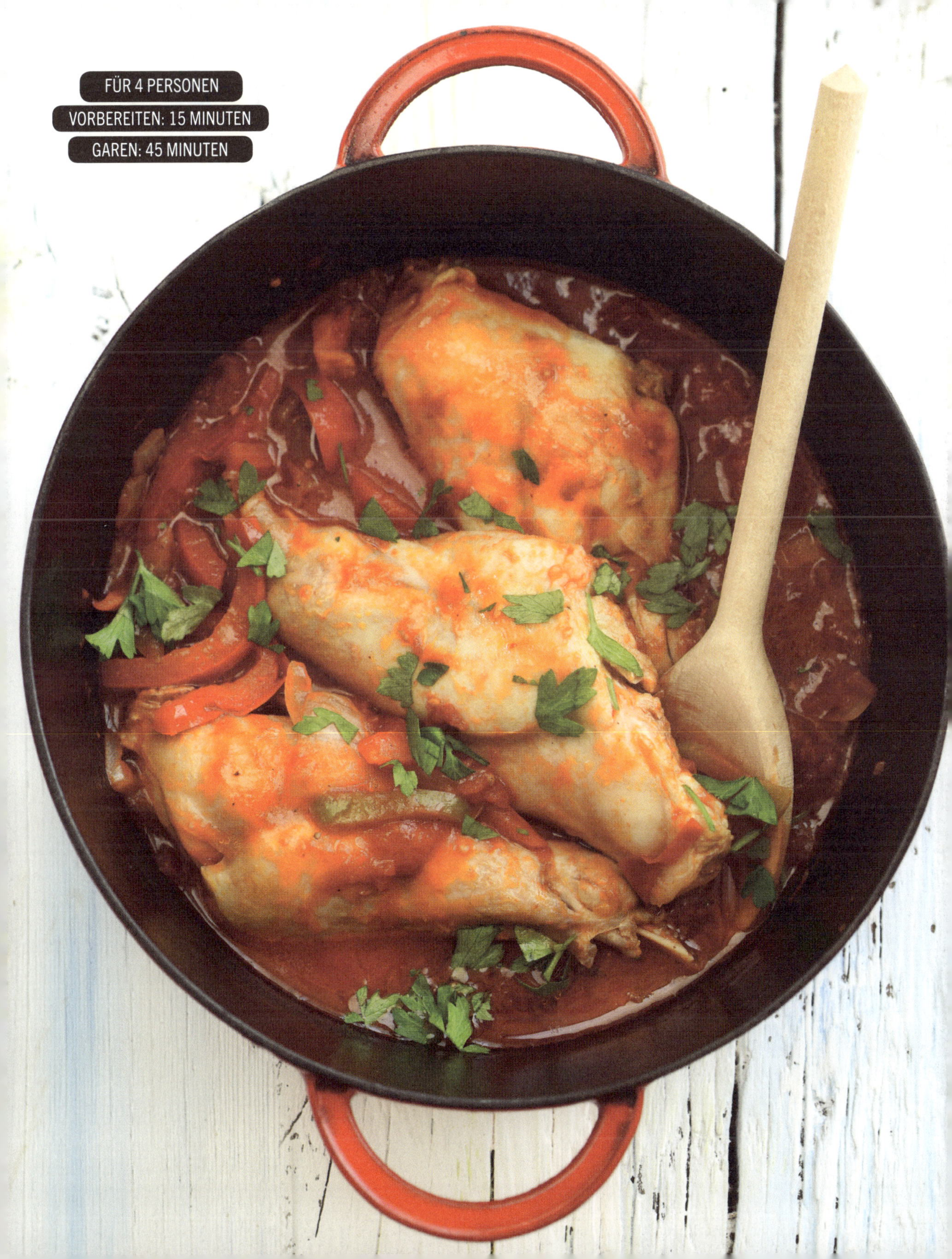

31 THUNFISCHTATAR
mit Grünkohl und Mango

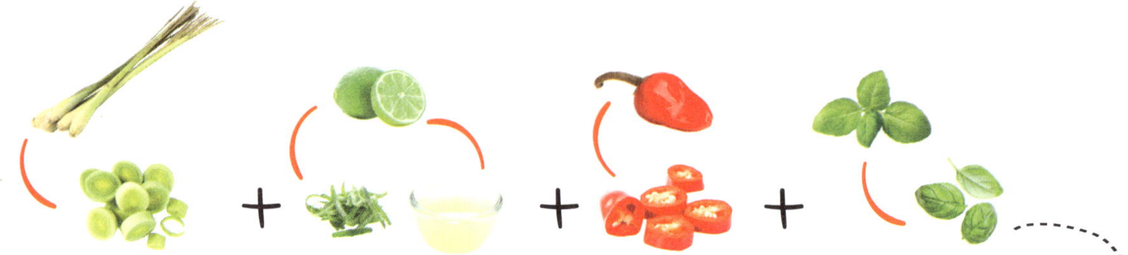

+ Enden von 2 Stängeln Zitronengras
+ Saft und Abrieb von 2 Bio-Limetten
+ 1 kleine rote Thai-Chilischote
+ 12 Blätter Thai-Basilikum

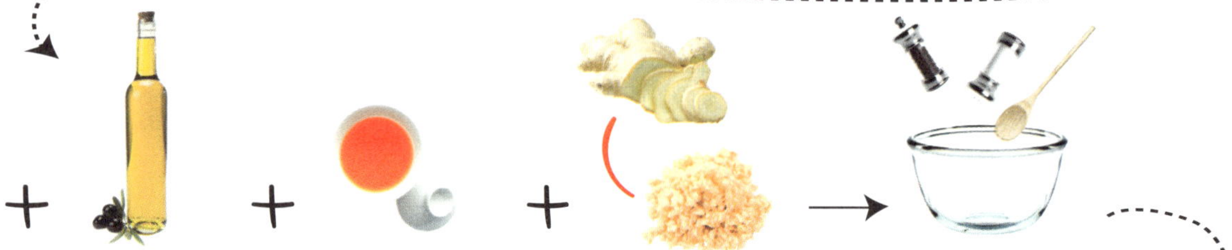

+ 4 EL Olivenöl
+ 6 EL vietnamesische Fischsauce
+ 1 Stück frischer Ingwer (2 cm)
→

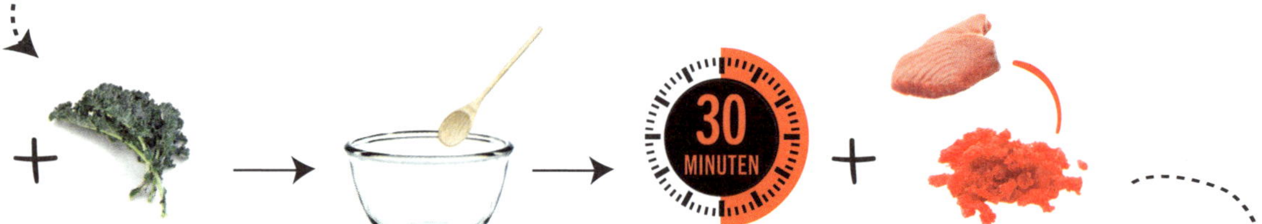

+ 2 zarte Blätter Grünkohl
→ →
ziehen lassen
+ 480 g roher Thunfisch

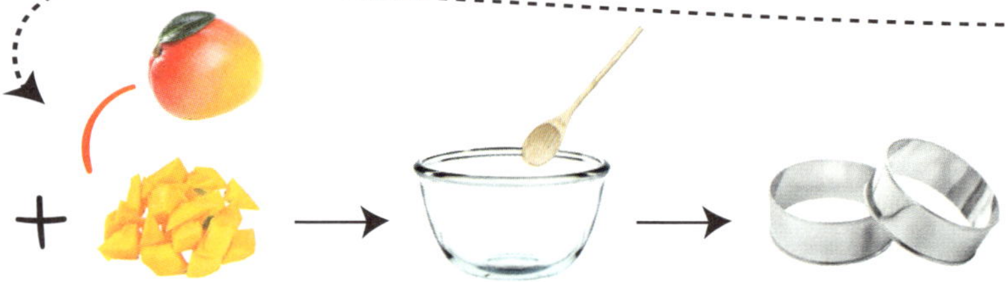

+ 2 kleine Mangos
→ →
in 4 Ringformen drücken

FÜR 4 PERSONEN

VORBEREITEN: 10 MINUTEN

ZIEHEN: 30 MINUTEN

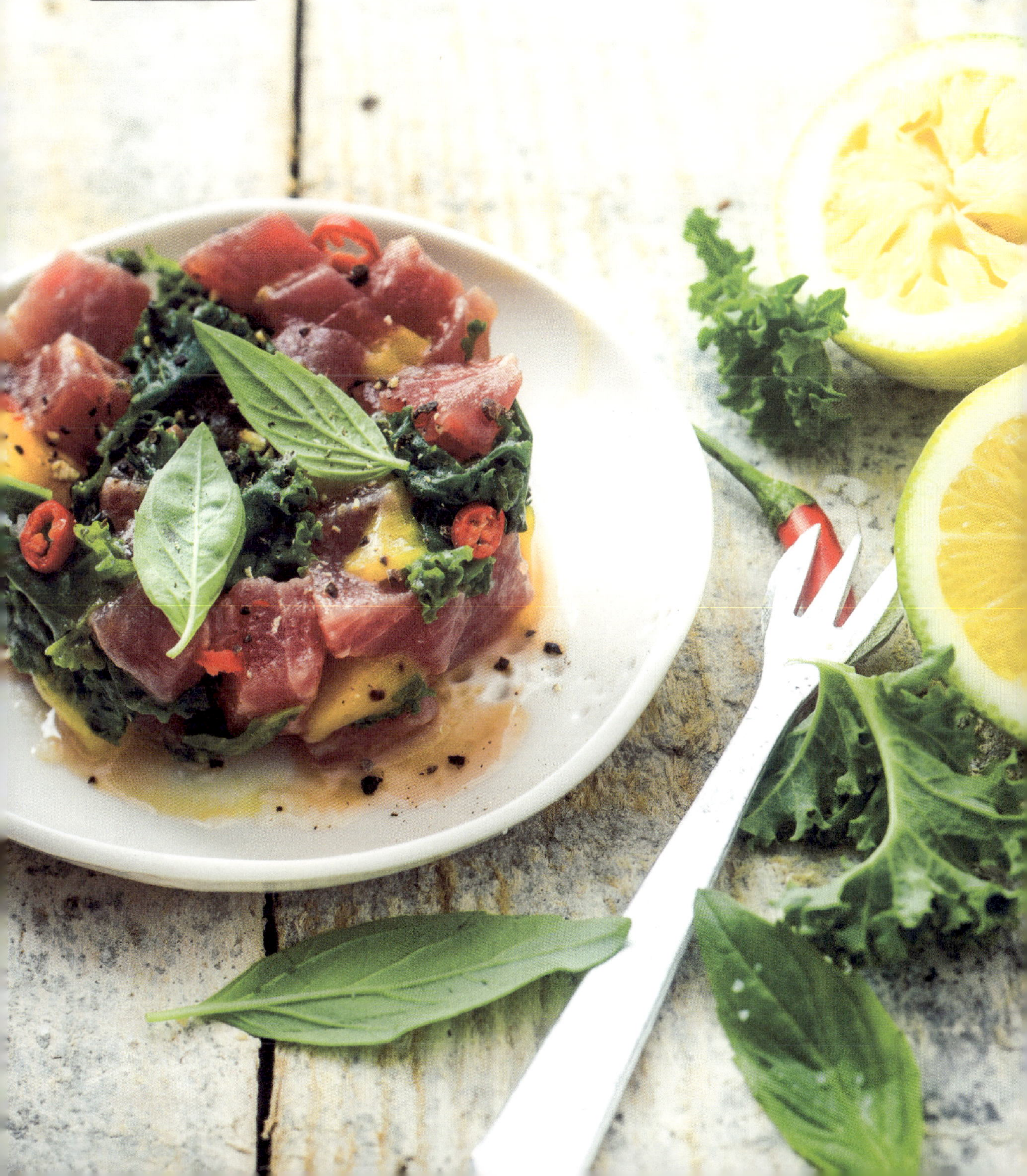

32 THUNFISCHSTEAKS

mit Sesam und grünen Bohnen

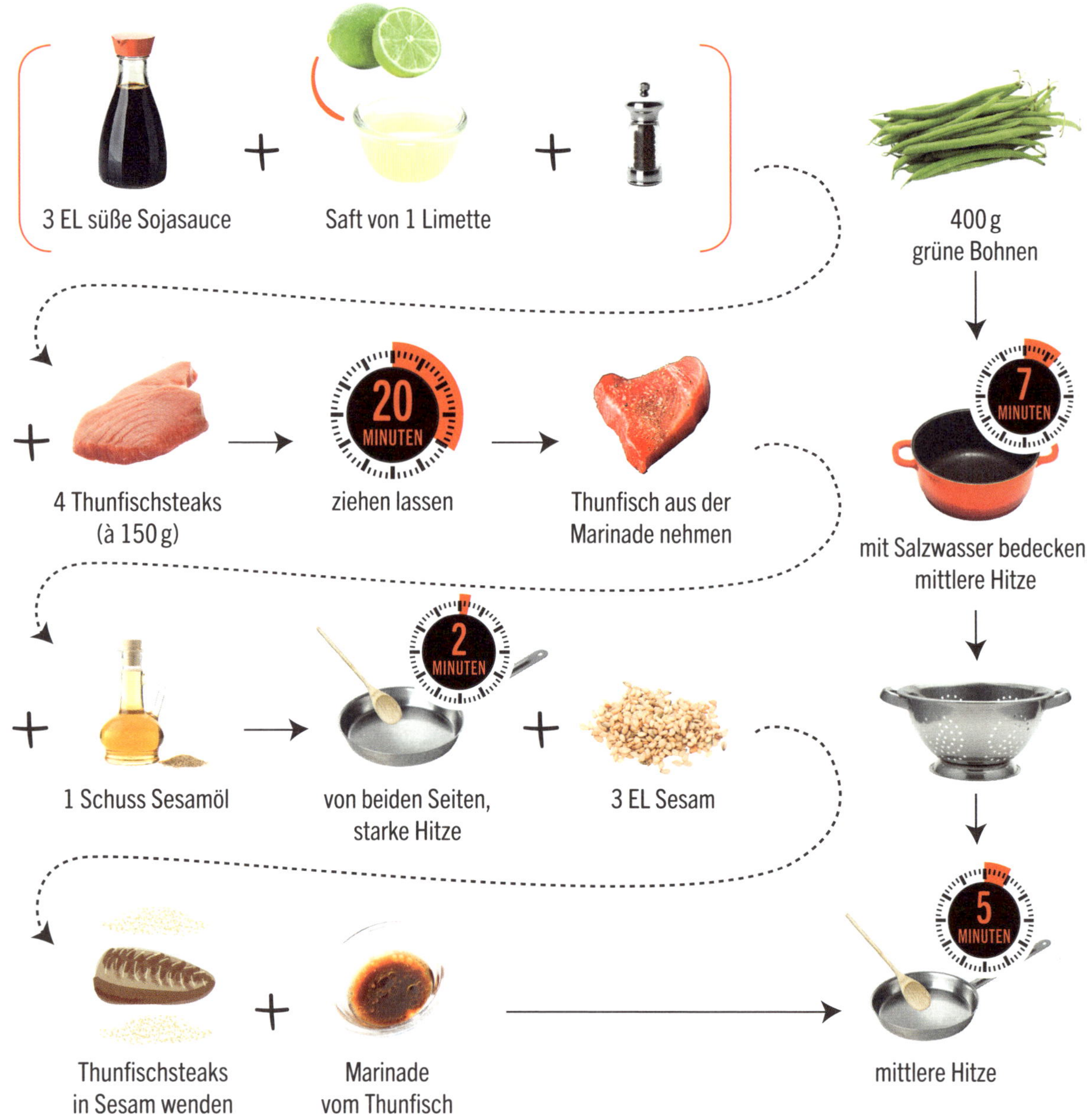

3 EL süße Sojasauce
Saft von 1 Limette
400 g grüne Bohnen
4 Thunfischsteaks (à 150 g)
20 MINUTEN
ziehen lassen
Thunfisch aus der Marinade nehmen
7 MINUTEN
mit Salzwasser bedecken, mittlere Hitze
1 Schuss Sesamöl
2 MINUTEN
von beiden Seiten, starke Hitze
3 EL Sesam
Thunfischsteaks in Sesam wenden
Marinade vom Thunfisch
5 MINUTEN
mittlere Hitze

FÜR 4 PERSONEN
VORBEREITEN: 15 MINUTEN
ZIEHEN: 20 MINUTEN
GAREN: 13 MINUTEN

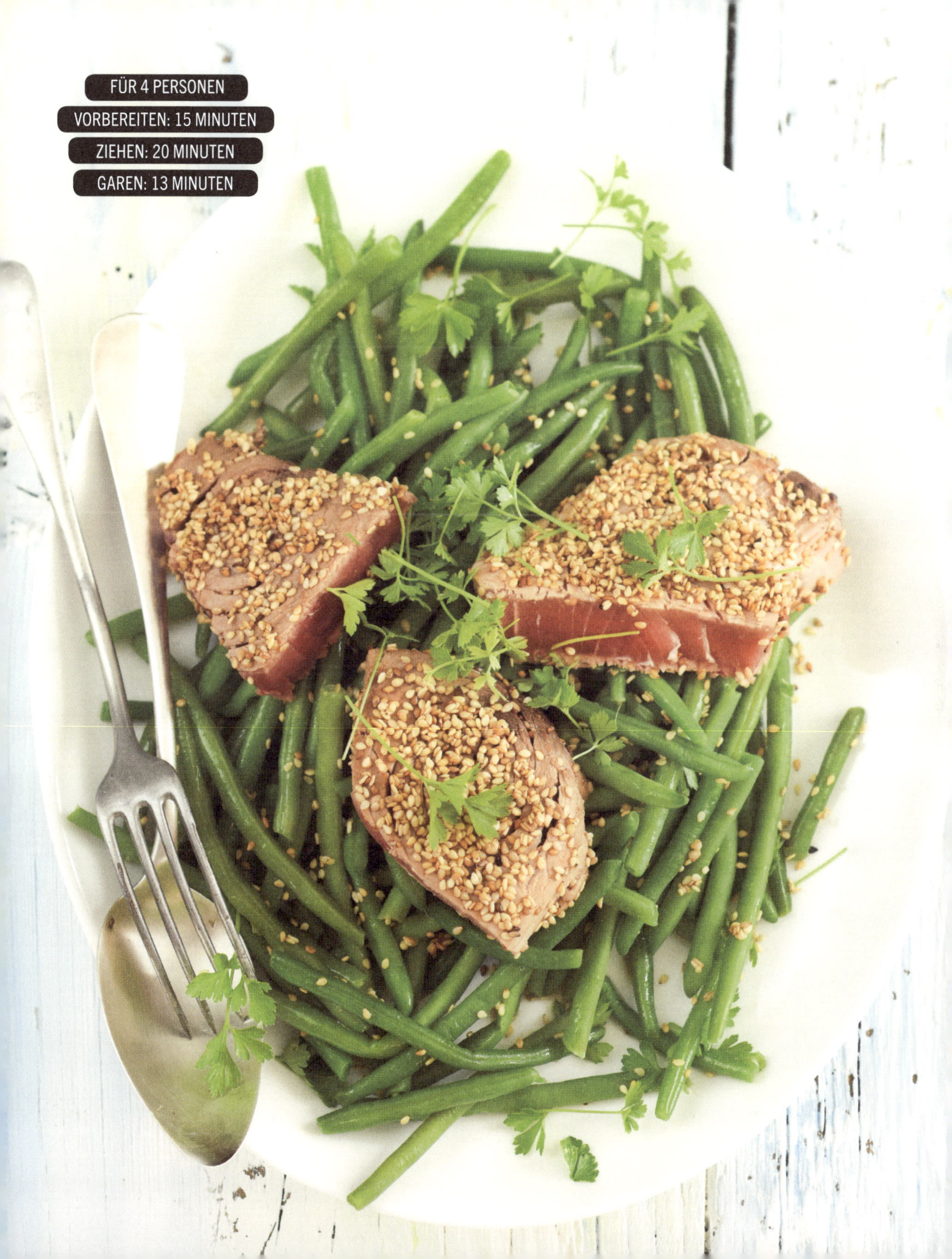

33 FORELLE MIT FENCHEL

aus dem Backofen

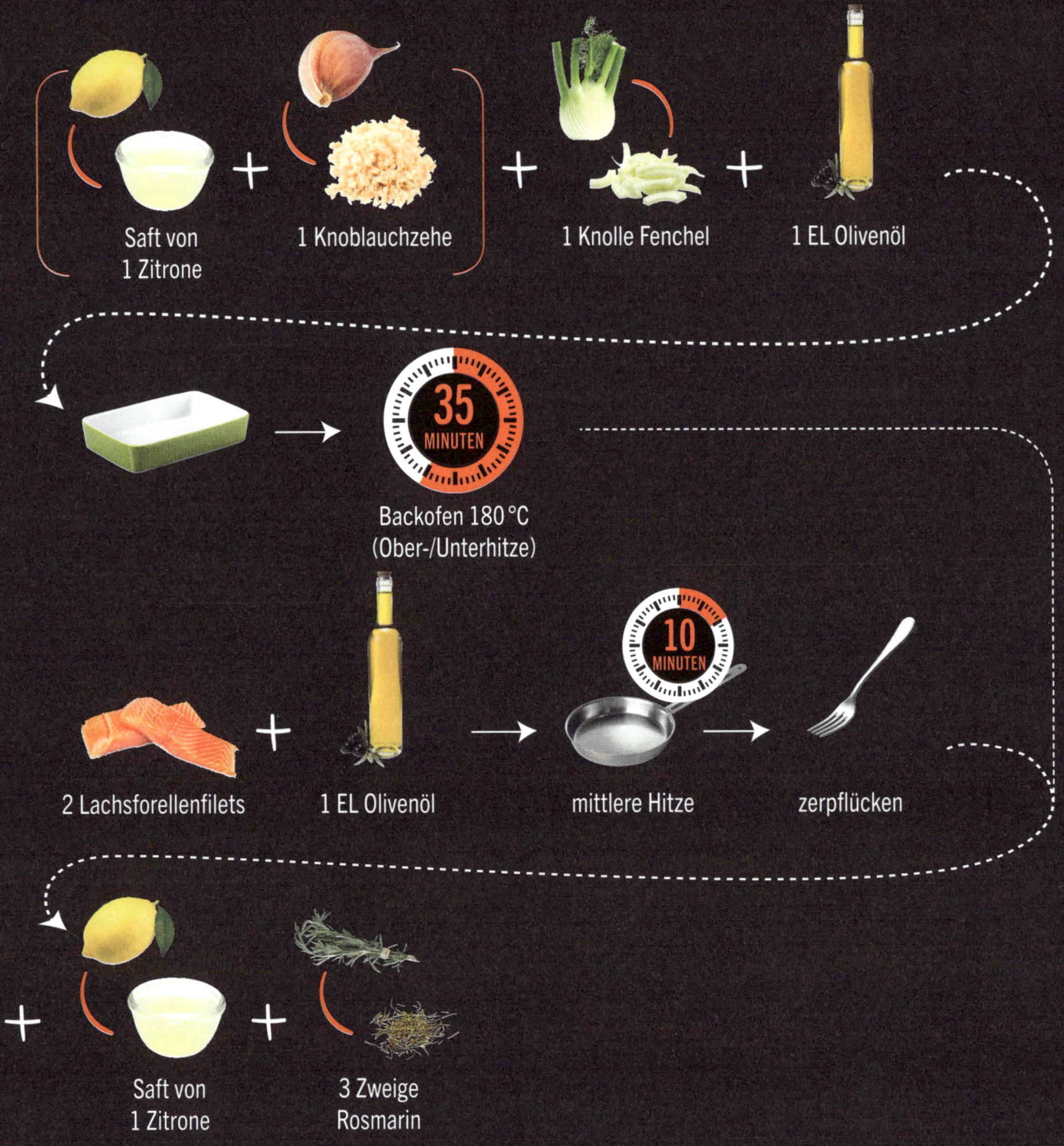
Saft von
1 Zitrone
1 Knoblauchzehe
1 Knolle Fenchel
1 EL Olivenöl
35
MINUTEN
Backofen 180 °C
(Ober-/Unterhitze)
2 Lachsforellenfilets
1 EL Olivenöl
10
MINUTEN
mittlere Hitze
zerpflücken
Saft von
1 Zitrone
3 Zweige
Rosmarin

FÜR 4 PERSONEN
VORBEREITEN: 25 MINUTEN
GAREN: 35 MINUTEN

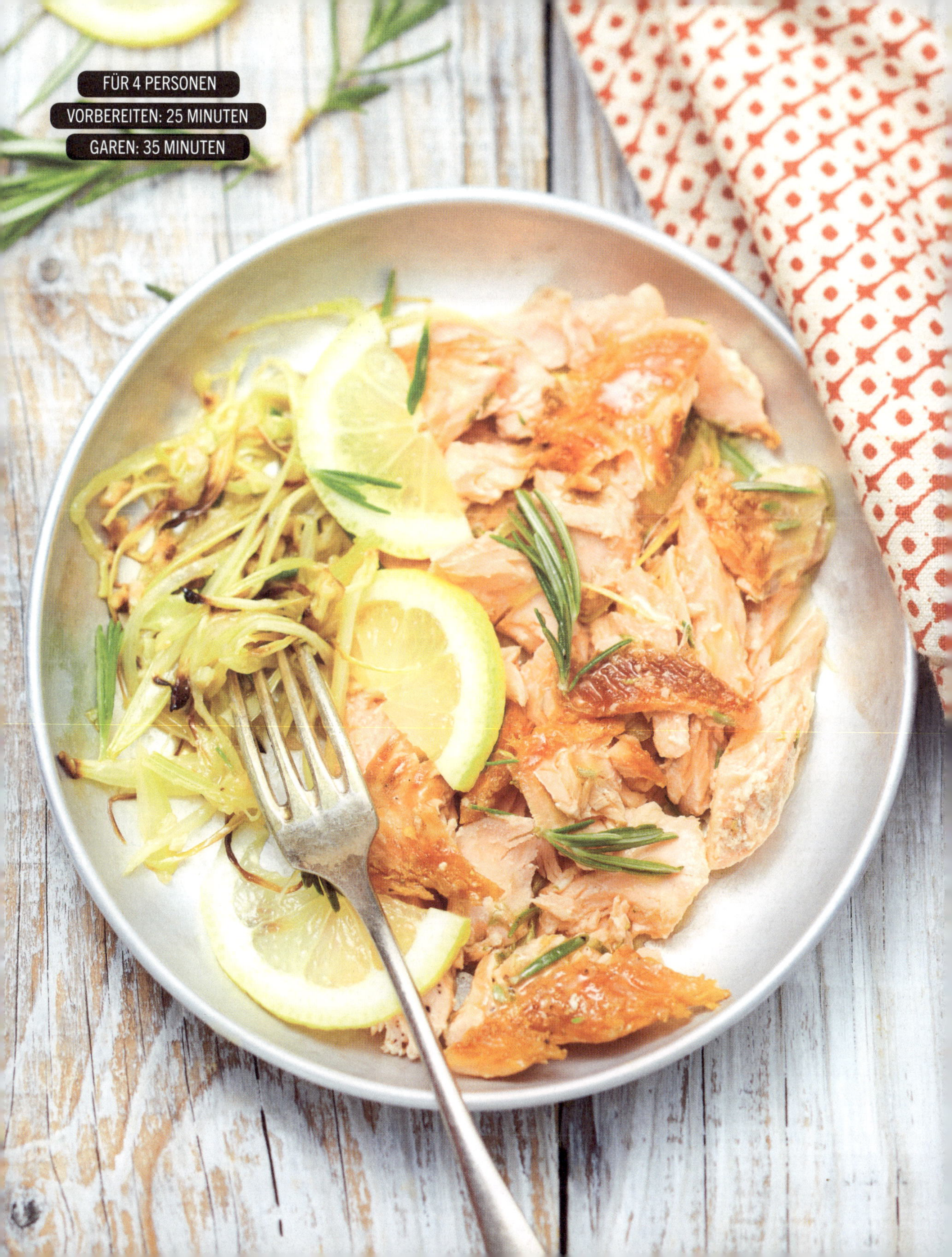

34 ROTBARBENFILETS

mit gedünstetem Spargel

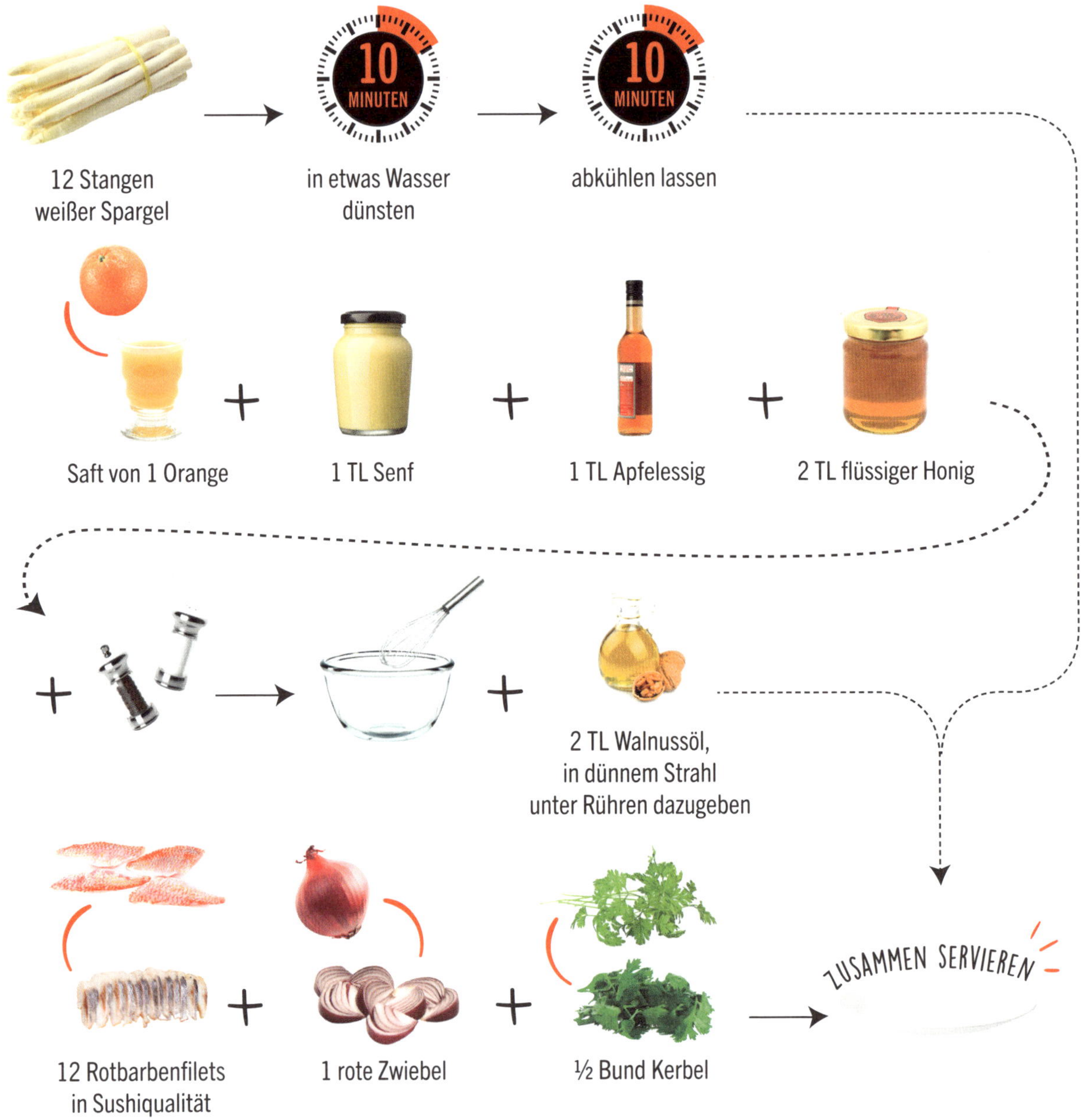

FÜR 4 PERSONEN

VORBEREITEN: 10 MINUTEN

GAREN: 10 MINUTEN

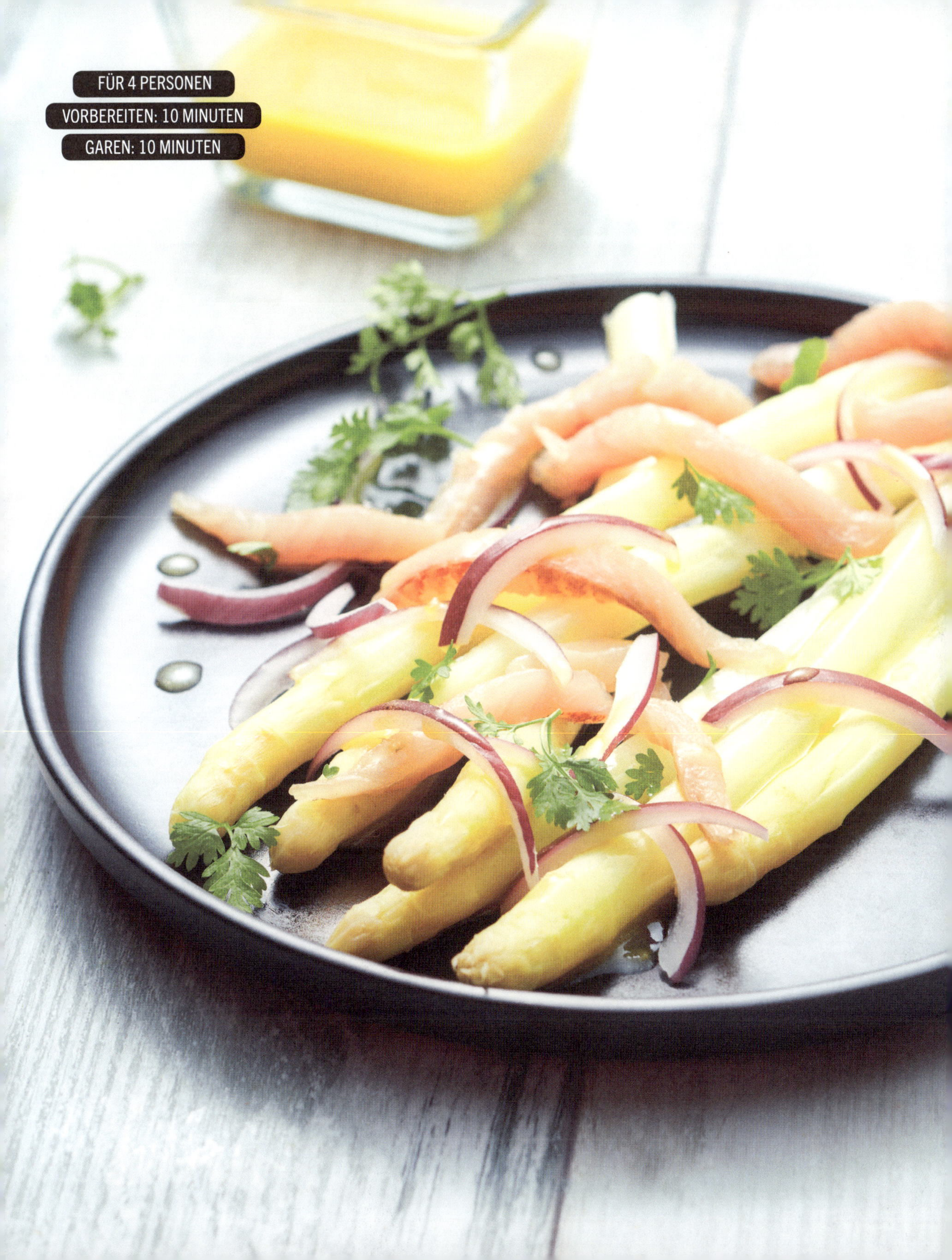

35 GRÜNER SPARGELSALAT

mit Kabeljaufilet

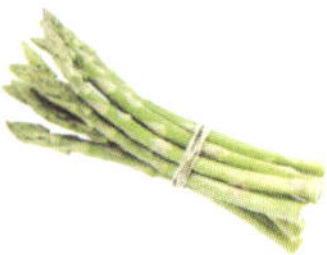

1 Bund grüner Spargel

in etwas Wasser dünsten

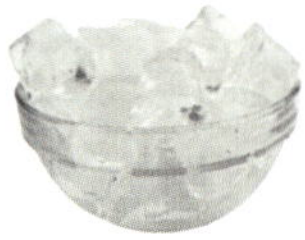

in Eiswasser abschrecken

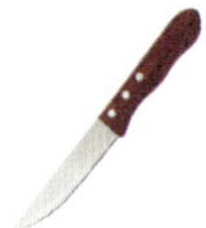

in Stücke schneiden

450 g Kabeljaufilet (Loins)

in etwas Wasser dünsten

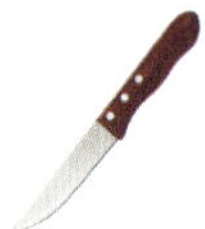

Haut ggf. abziehen

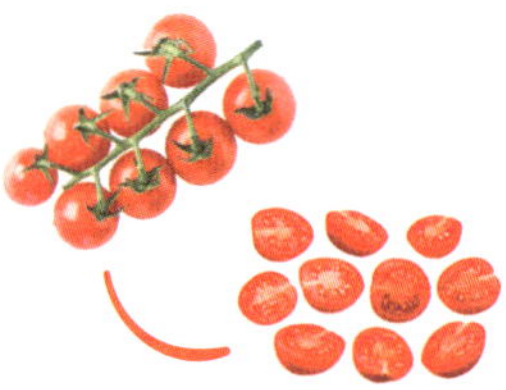

300 g Kirschtomaten

+

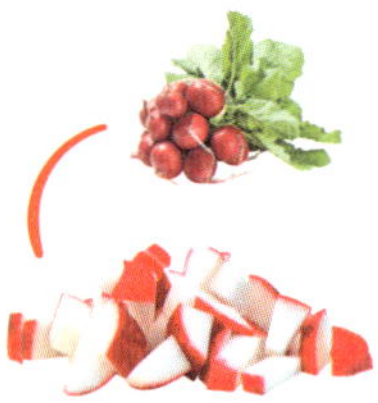

½ Bund Radieschen

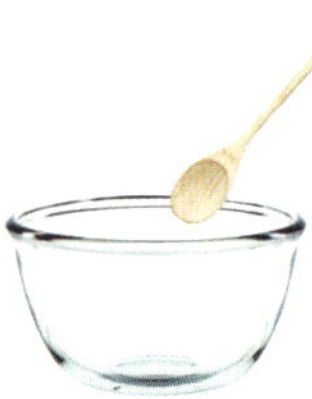

+

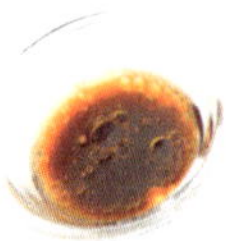

Vinaigrette (Olivenöl, Dijonsenf, Zitronensaft)

FÜR 4 PERSONEN

VORBEREITEN: 15 MINUTEN

GAREN: 13 MINUTEN

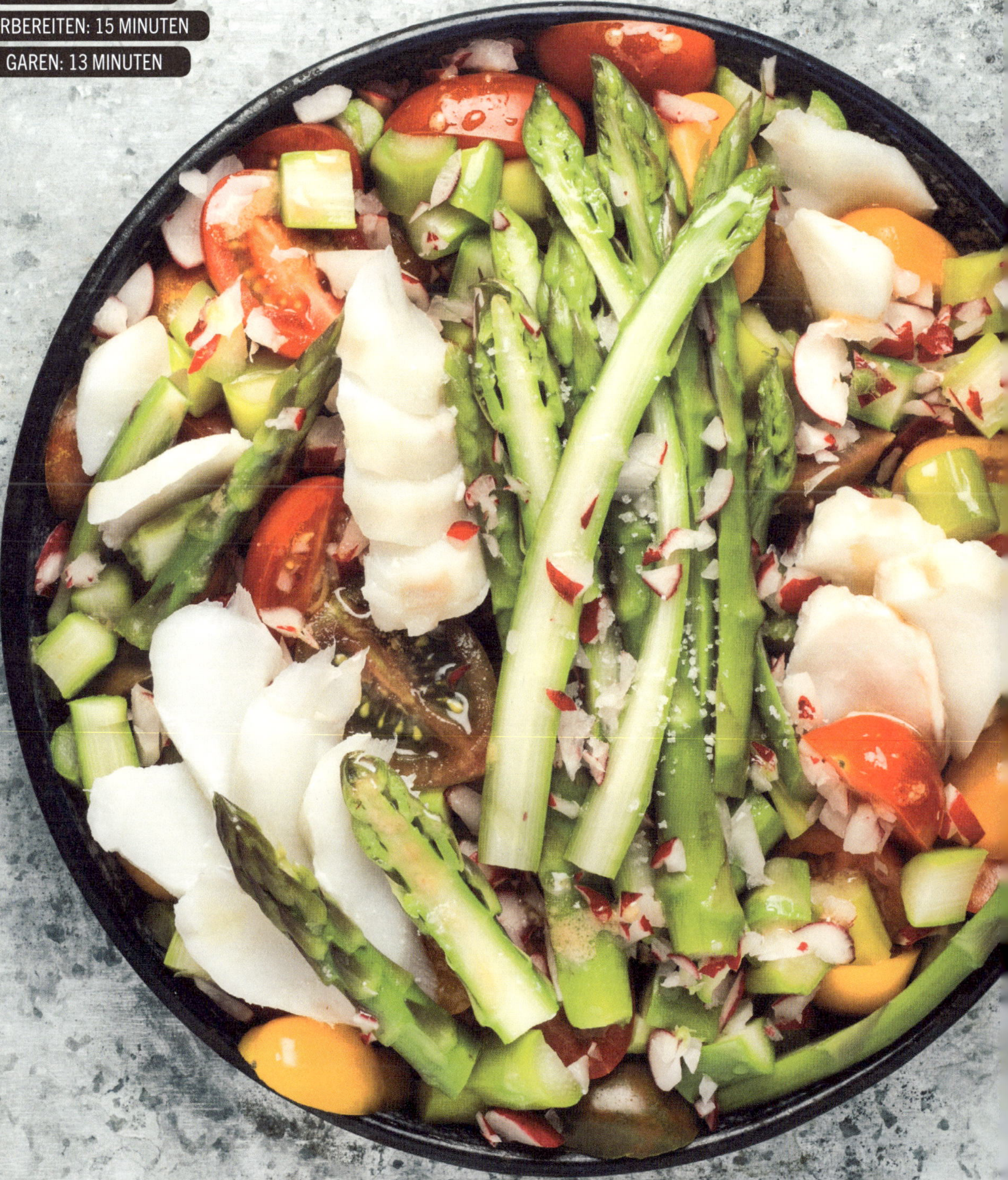

36 MAROKKANISCHER *Fischtopf*

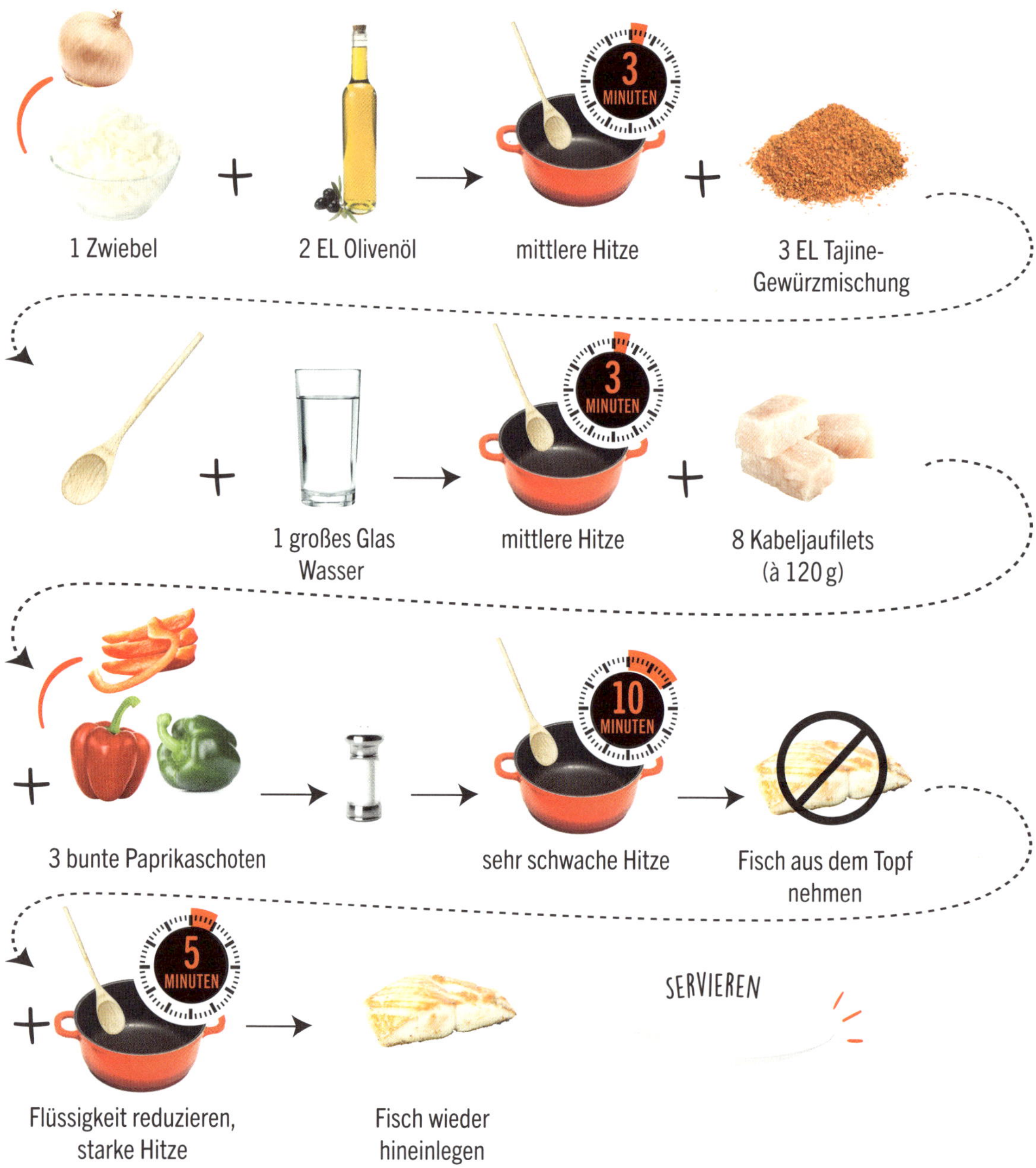
1 Zwiebel
+
2 EL Olivenöl
→
3 MINUTEN
mittlere Hitze
+
3 EL Tajine-Gewürzmischung
+
1 großes Glas Wasser
→
3 MINUTEN
mittlere Hitze
+
8 Kabeljaufilets (à 120 g)
+
3 bunte Paprikaschoten
→
→
10 MINUTEN
sehr schwache Hitze
→
Fisch aus dem Topf nehmen
+
5 MINUTEN
Flüssigkeit reduzieren, starke Hitze
→
Fisch wieder hineinlegen
SERVIEREN

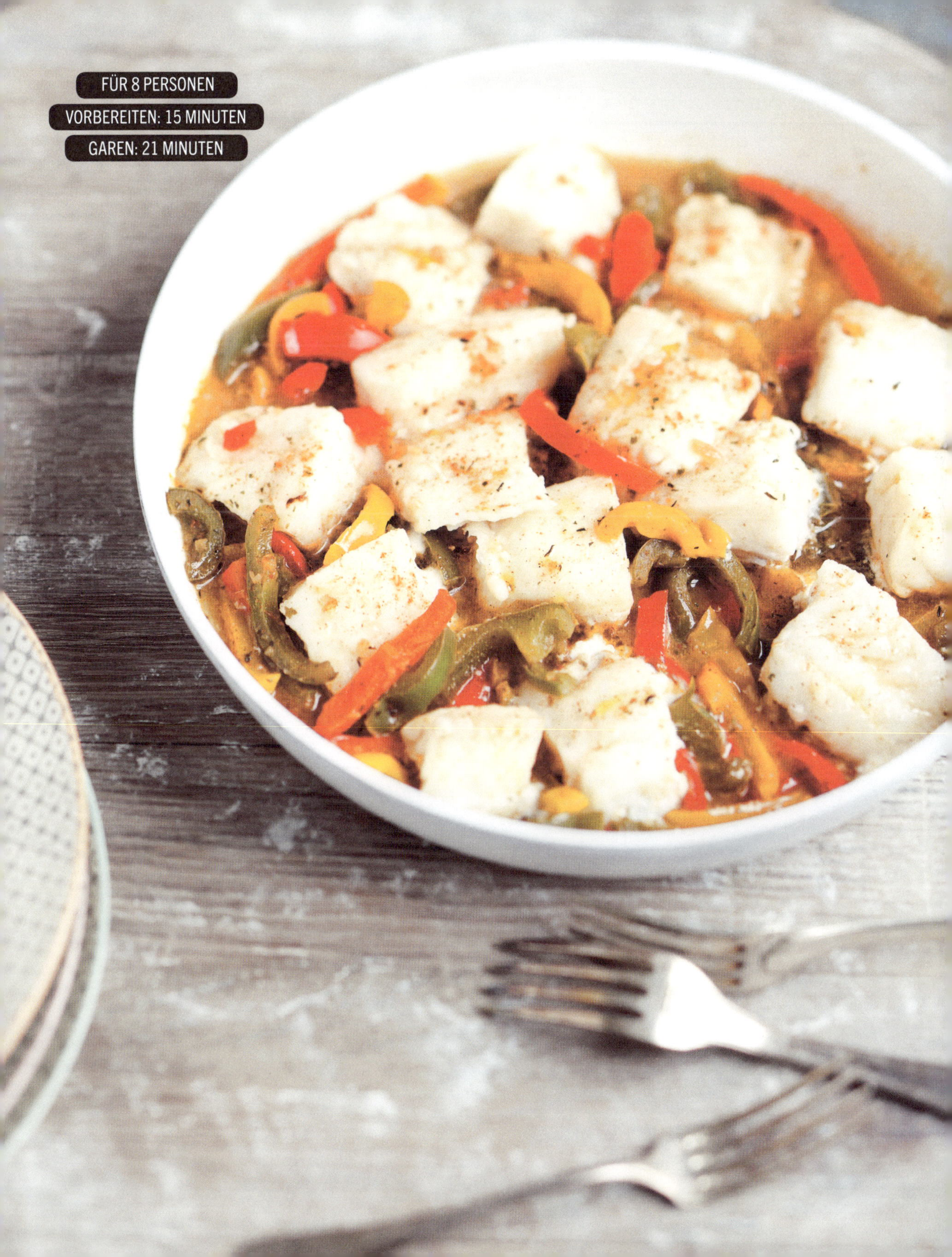
FÜR 8 PERSONEN
VORBEREITEN: 15 MINUTEN
GAREN: 21 MINUTEN

37 SEELACHSFILETS
mit Parmesan

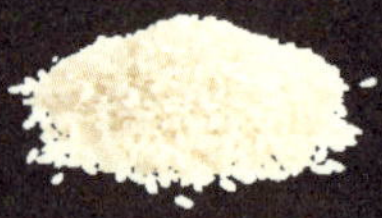
250 g Reis

+

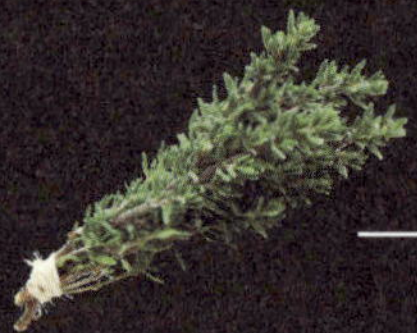
2 Zweige Thymian

→

mit kochendem Salzwasser bedecken, mittlere Hitze

→

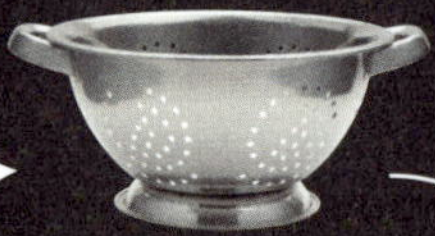

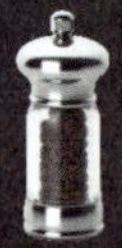
Pfeffer

+

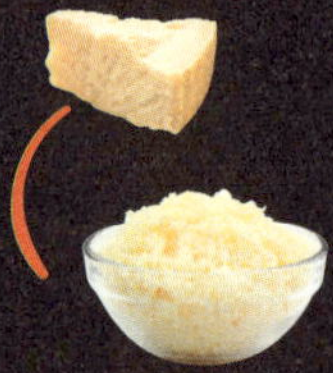
40 g Parmesan

→

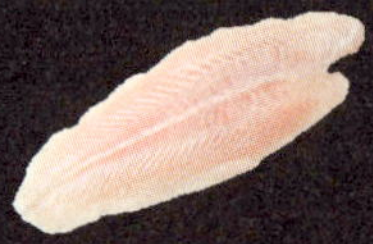
4 Seelachsfilets (à 120 g) darin wenden

+

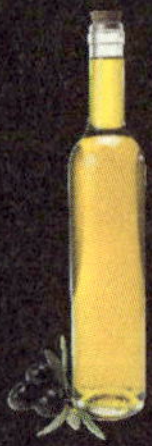
1 EL Olivenöl

→

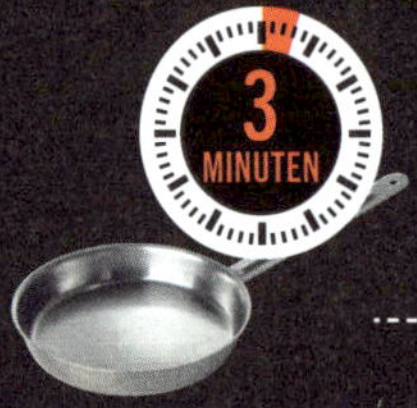

von beiden Seiten, schwache Hitze

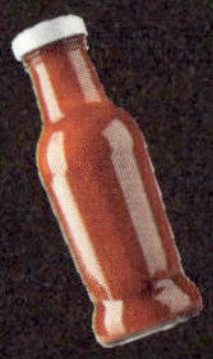
8 EL Passata

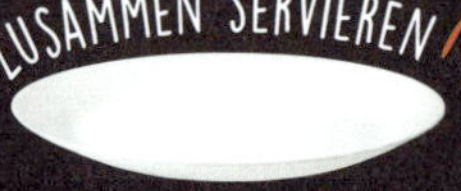

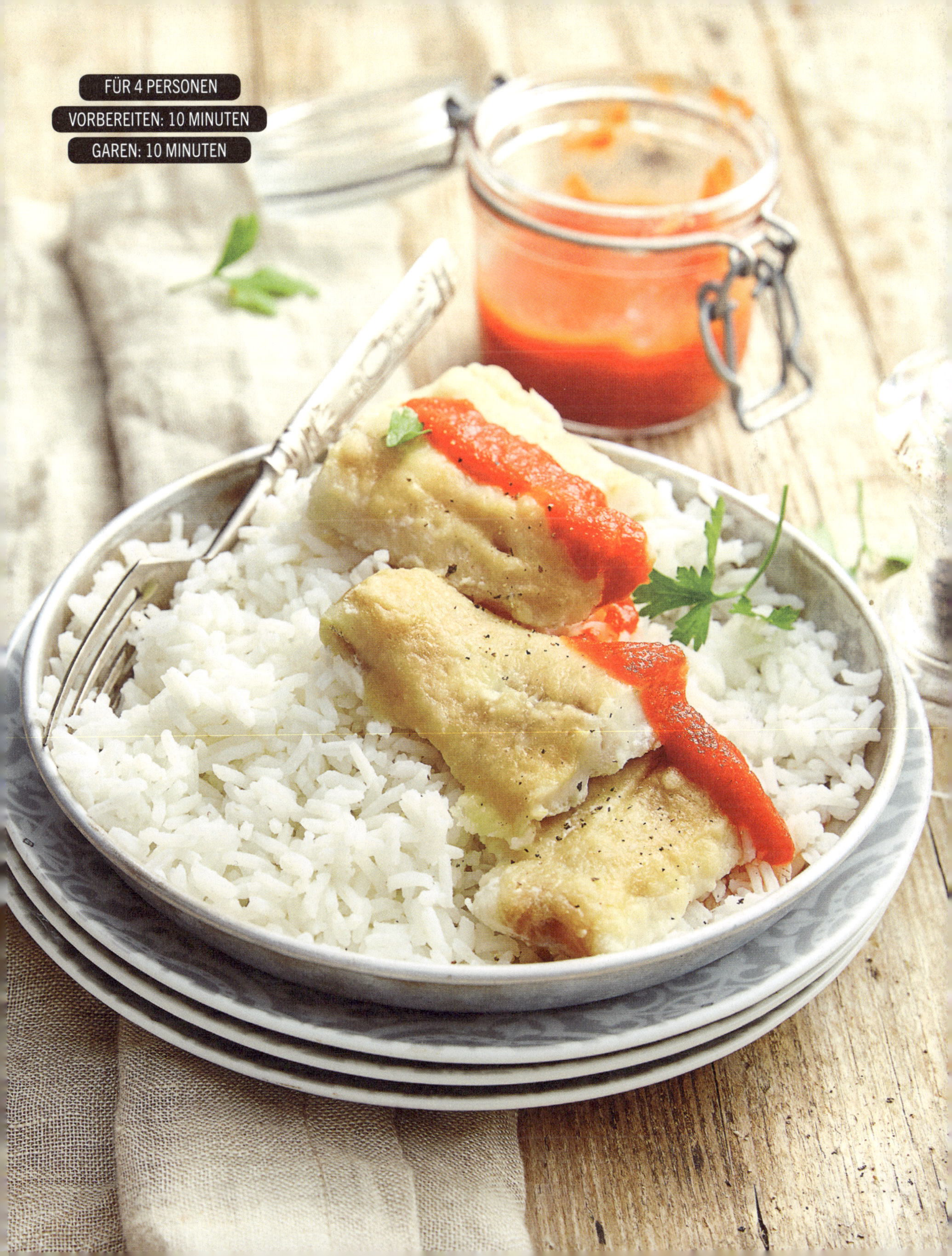
FÜR 4 PERSONEN
VORBEREITEN: 10 MINUTEN
GAREN: 10 MINUTEN

38 KABELJAUPFANNE

mit Zitrone

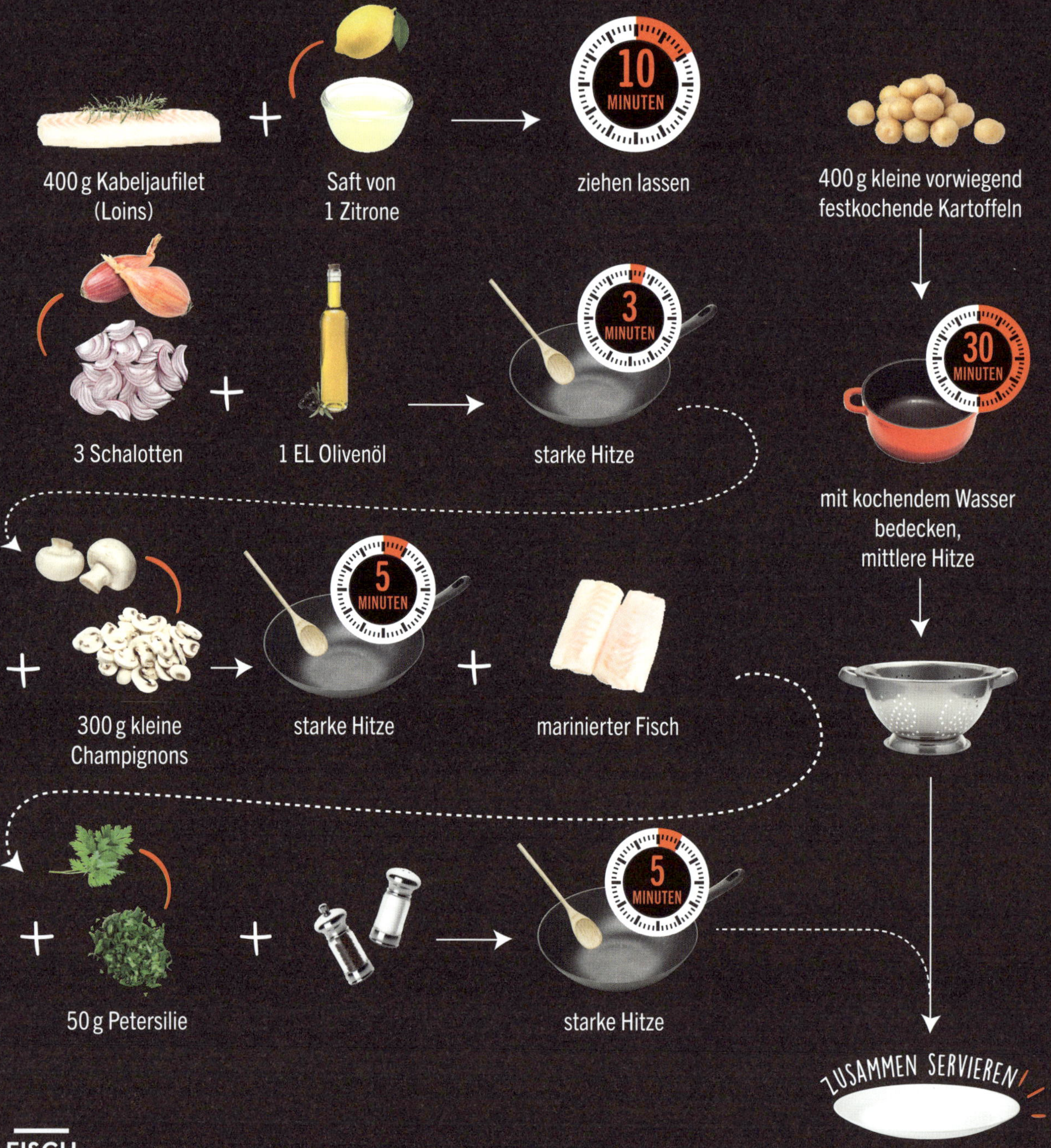
400 g Kabeljaufilet (Loins)
+
Saft von 1 Zitrone
10 MINUTEN
ziehen lassen
400 g kleine vorwiegend festkochende Kartoffeln
30 MINUTEN
mit kochendem Wasser bedecken, mittlere Hitze
3 Schalotten
+
1 EL Olivenöl
3 MINUTEN
starke Hitze
+
300 g kleine Champignons
5 MINUTEN
starke Hitze
+
marinierter Fisch
+
50 g Petersilie
+
5 MINUTEN
starke Hitze
ZUSAMMEN SERVIEREN

FÜR 2 PERSONEN
VORBEREITEN: 10 MINUTEN
GAREN: 30 MINUTEN

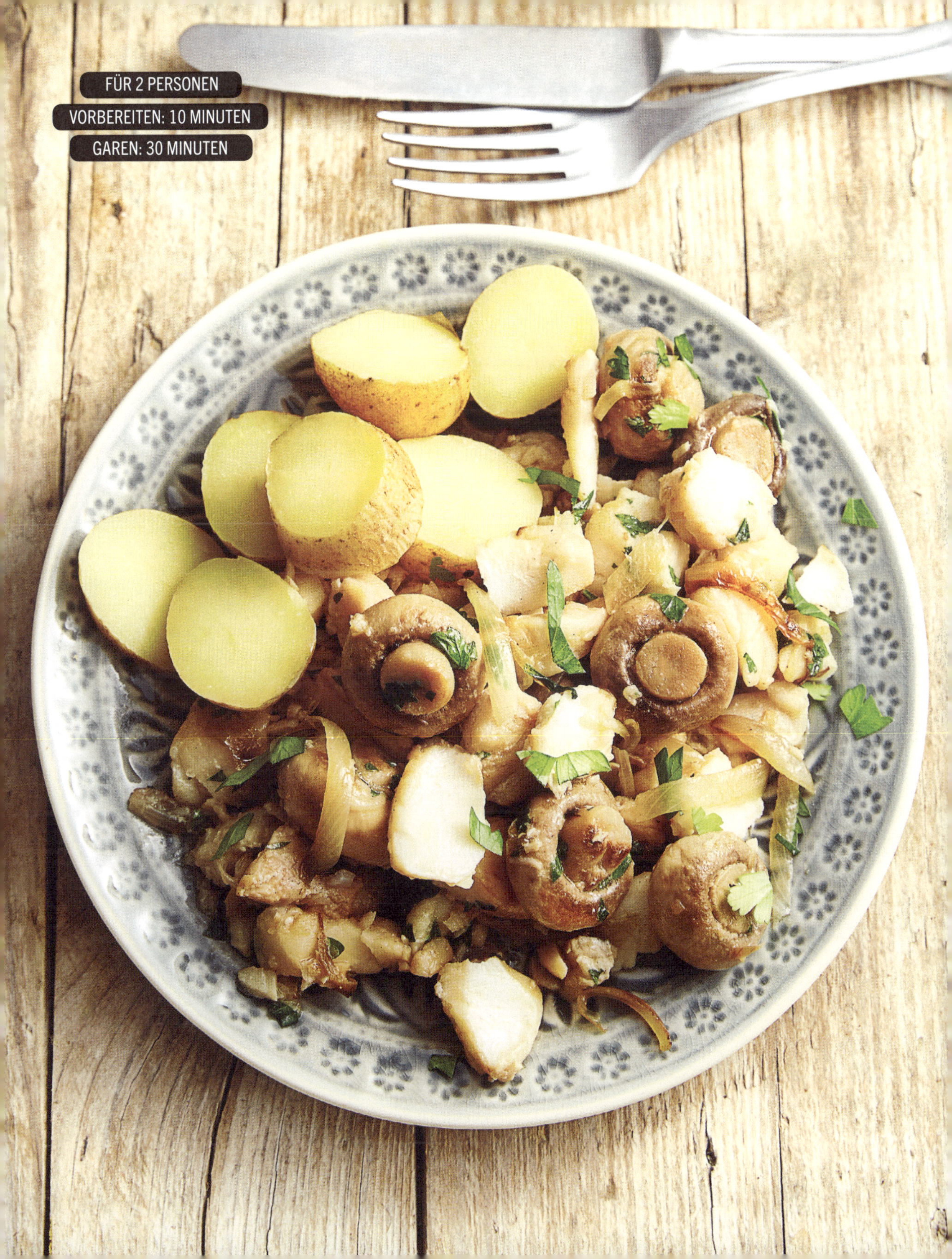

39 GEBRATENE GARNELEN

mit Pfirsich und Pistazienkernen

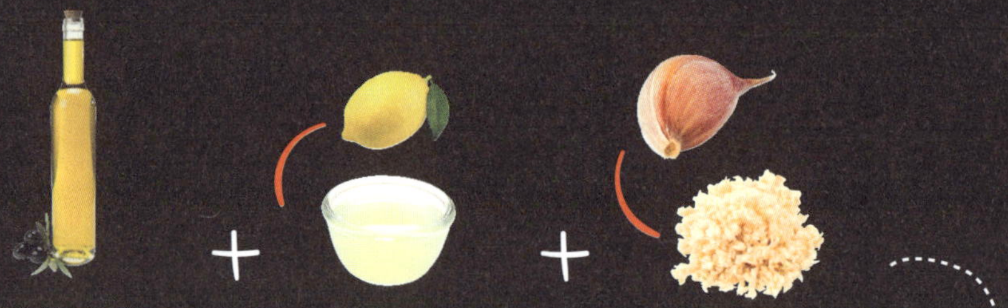

2 EL Olivenöl + Saft von 1 Zitrone + 1 Knoblauchzehe

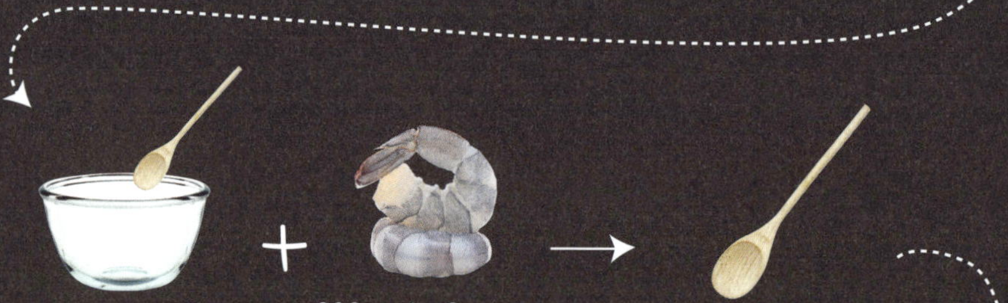

600 g rohe Garnelen

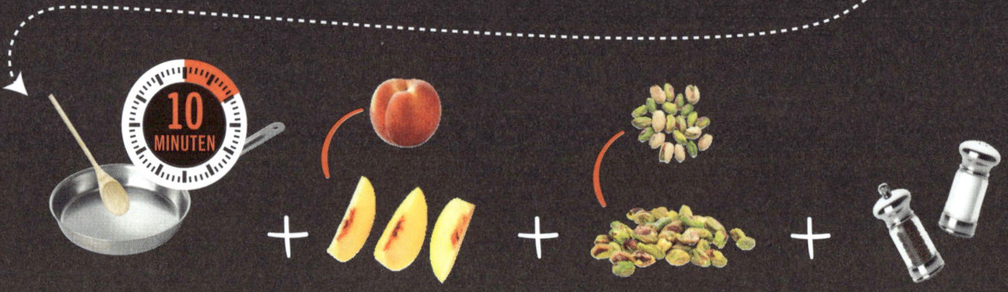

starke Hitze + 3 gelbfleischige Pfirsiche + 100 g Pistazienkerne

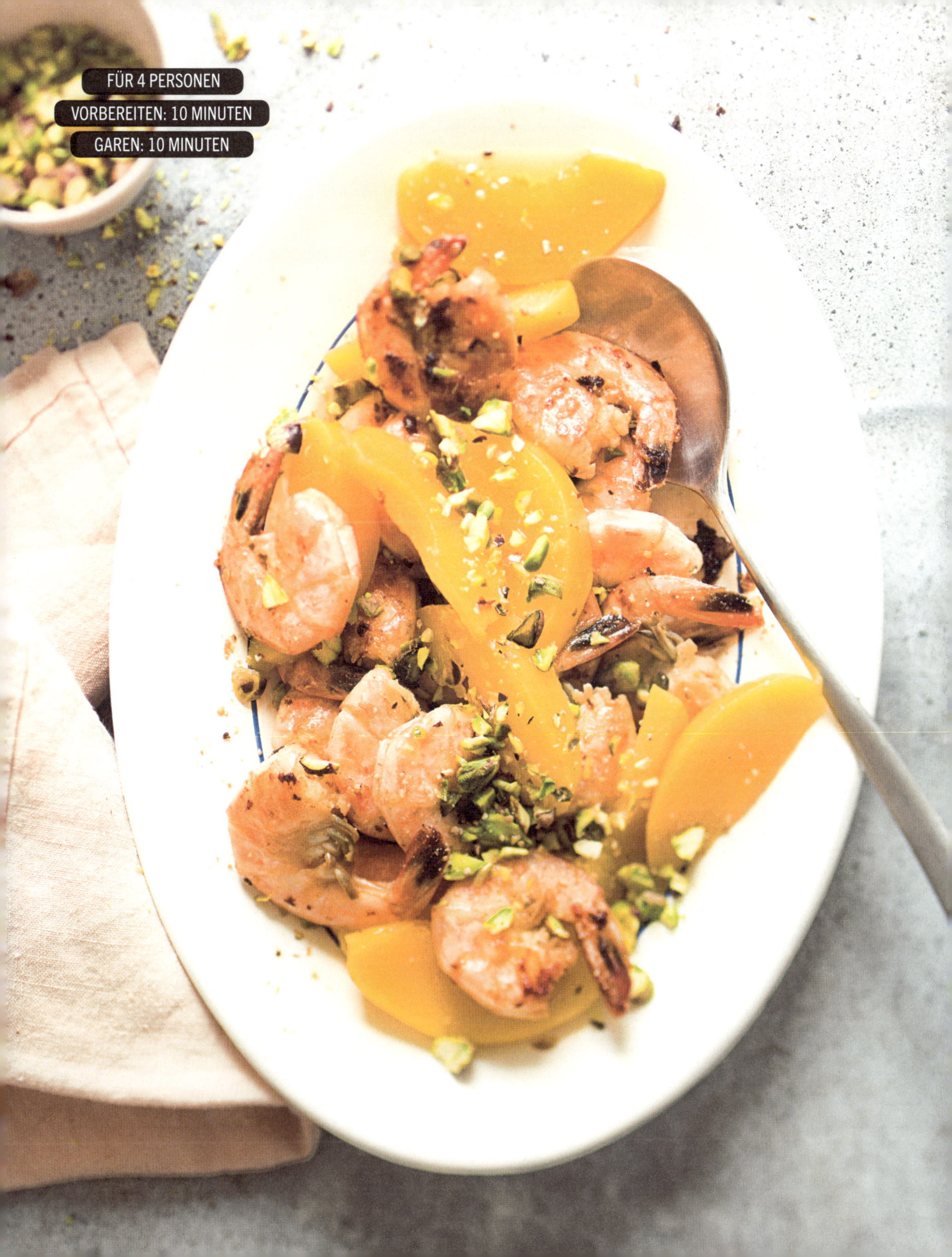
FÜR 4 PERSONEN
VORBEREITEN: 10 MINUTEN
GAREN: 10 MINUTEN

40 GRÜNE TAGLIATELLE
mit Garnelen

1 Schuss Olivenöl

+

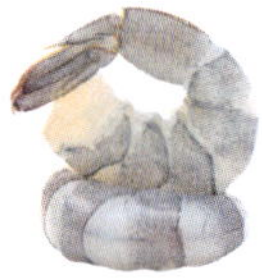

16 rohe geschälte Garnelen

→

mittlere Hitze

+

2 EL vietnamesische Fischsauce

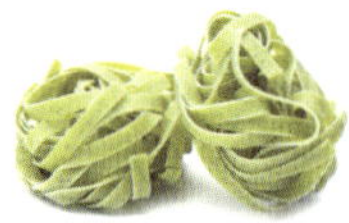

350 g frische grüne Tagliatelle mit Basilikum

↓

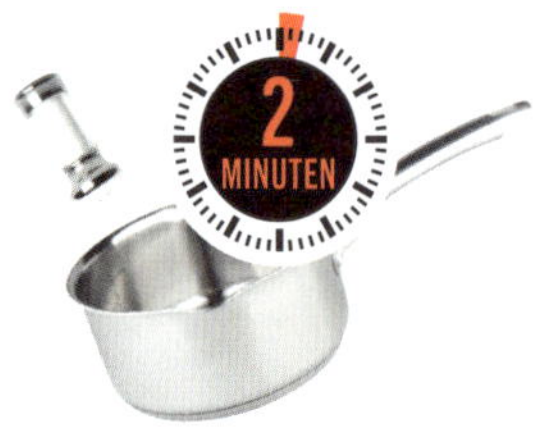

mit kochendem Salzwasser bedecken, mittlere Hitze

↓

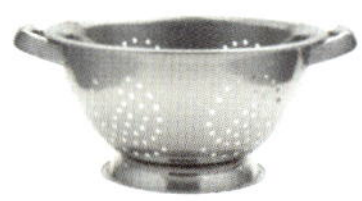

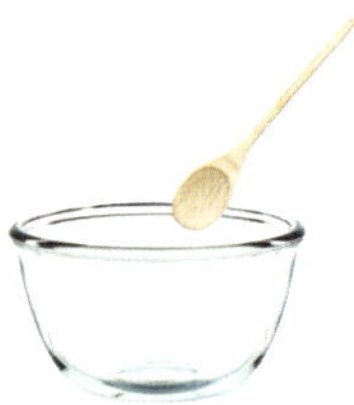

+

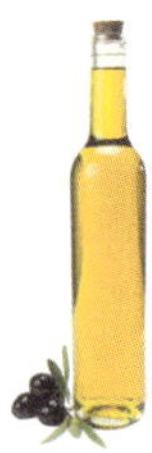

1 Schuss Olivenöl

+

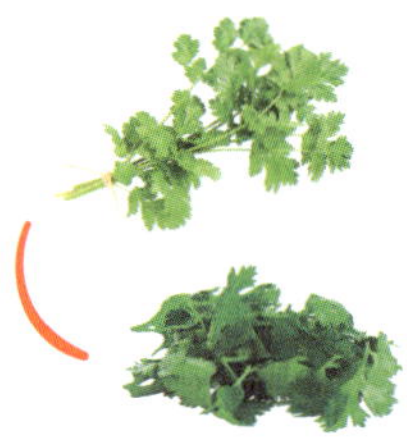

1 Bund Koriandergrün

FÜR 4 PERSONEN
VORBEREITEN: 10 MINUTEN
GAREN: 14 MINUTEN

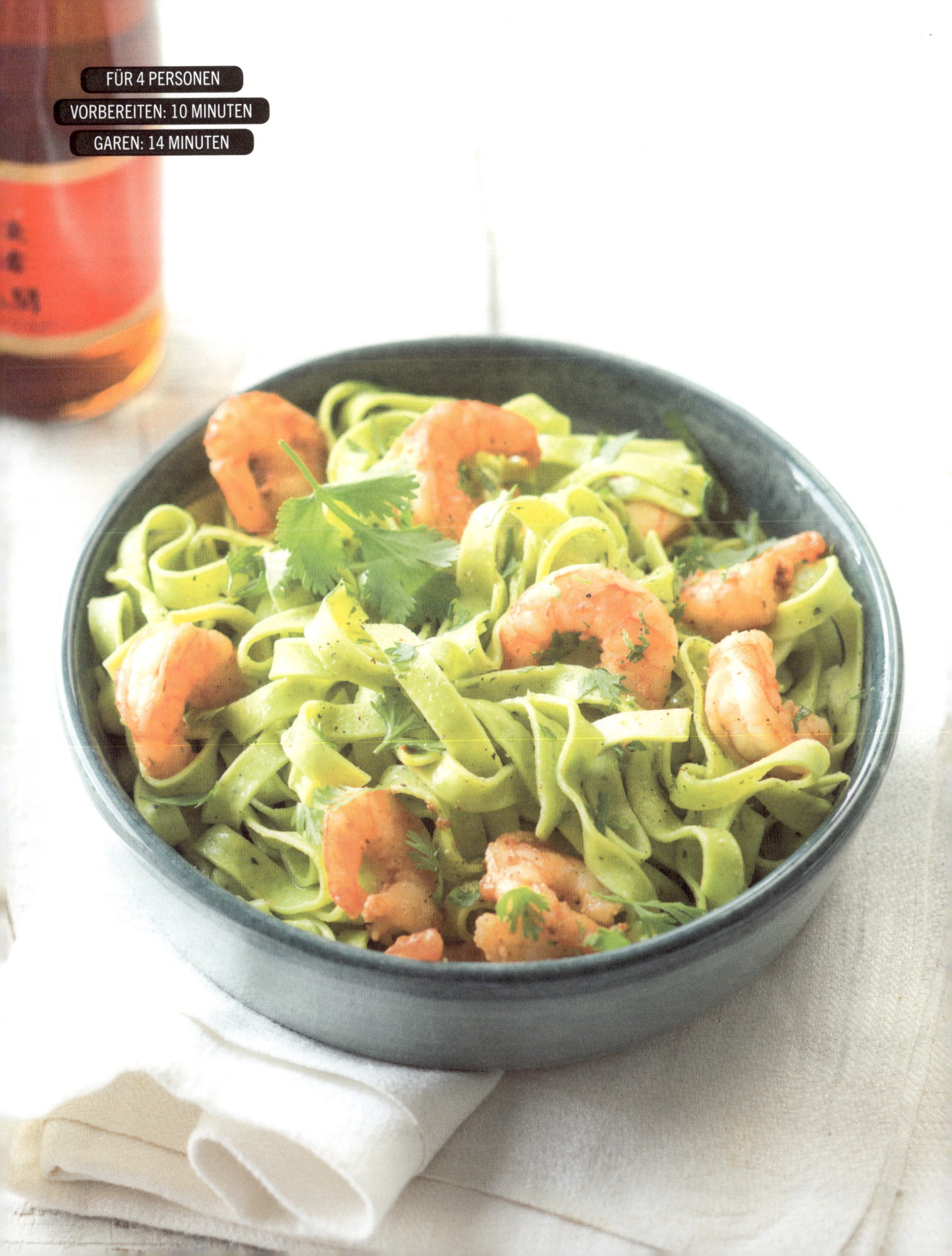

41

MIESMUSCHELN
im Currysud

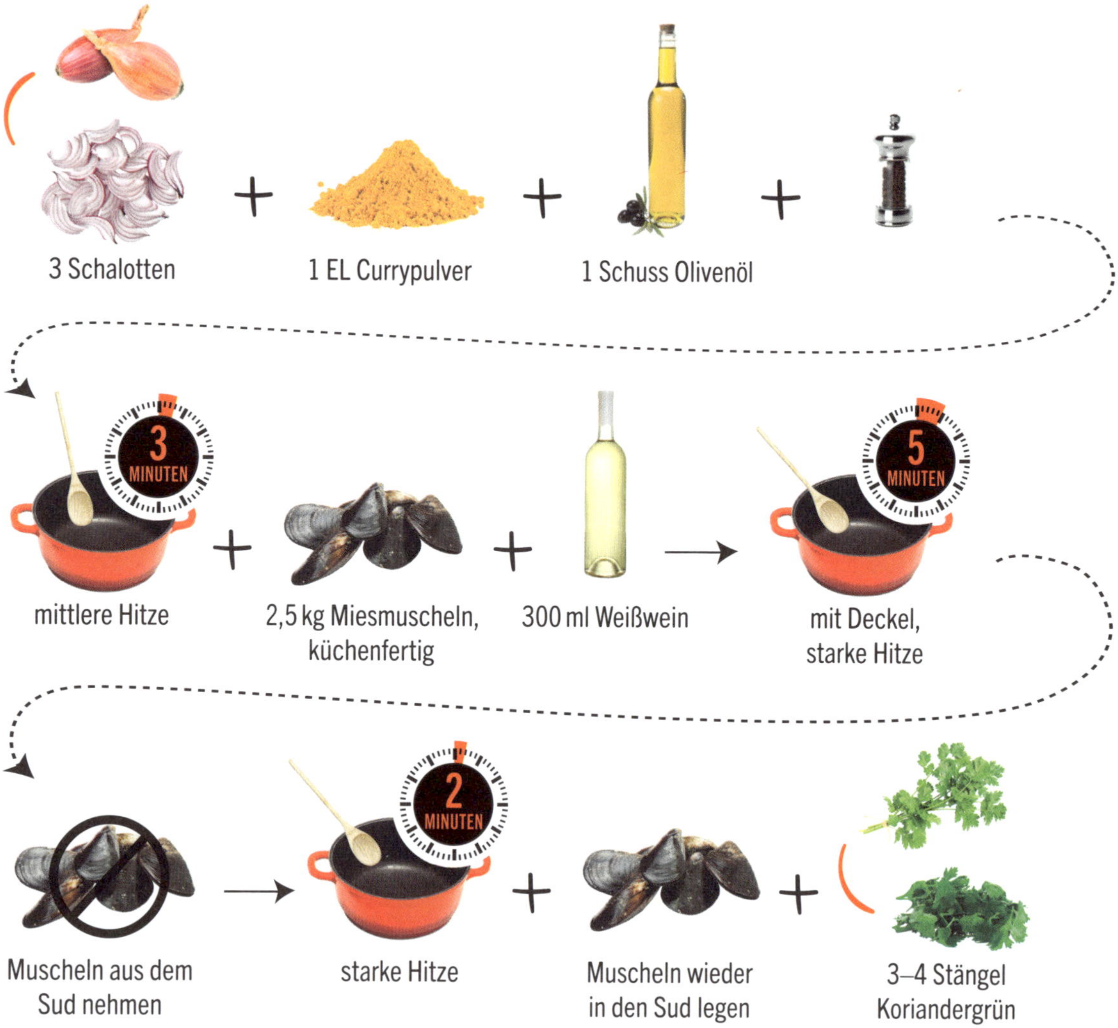
3 Schalotten
1 EL Currypulver
1 Schuss Olivenöl
3 MINUTEN
mittlere Hitze
2,5 kg Miesmuscheln, küchenfertig
300 ml Weißwein
5 MINUTEN
mit Deckel, starke Hitze
Muscheln aus dem Sud nehmen
2 MINUTEN
starke Hitze
Muscheln wieder in den Sud legen
3–4 Stängel Koriandergrün

FÜR 4 PERSONEN

VORBEREITEN: 10 MINUTEN

GAREN: 10 MINUTEN

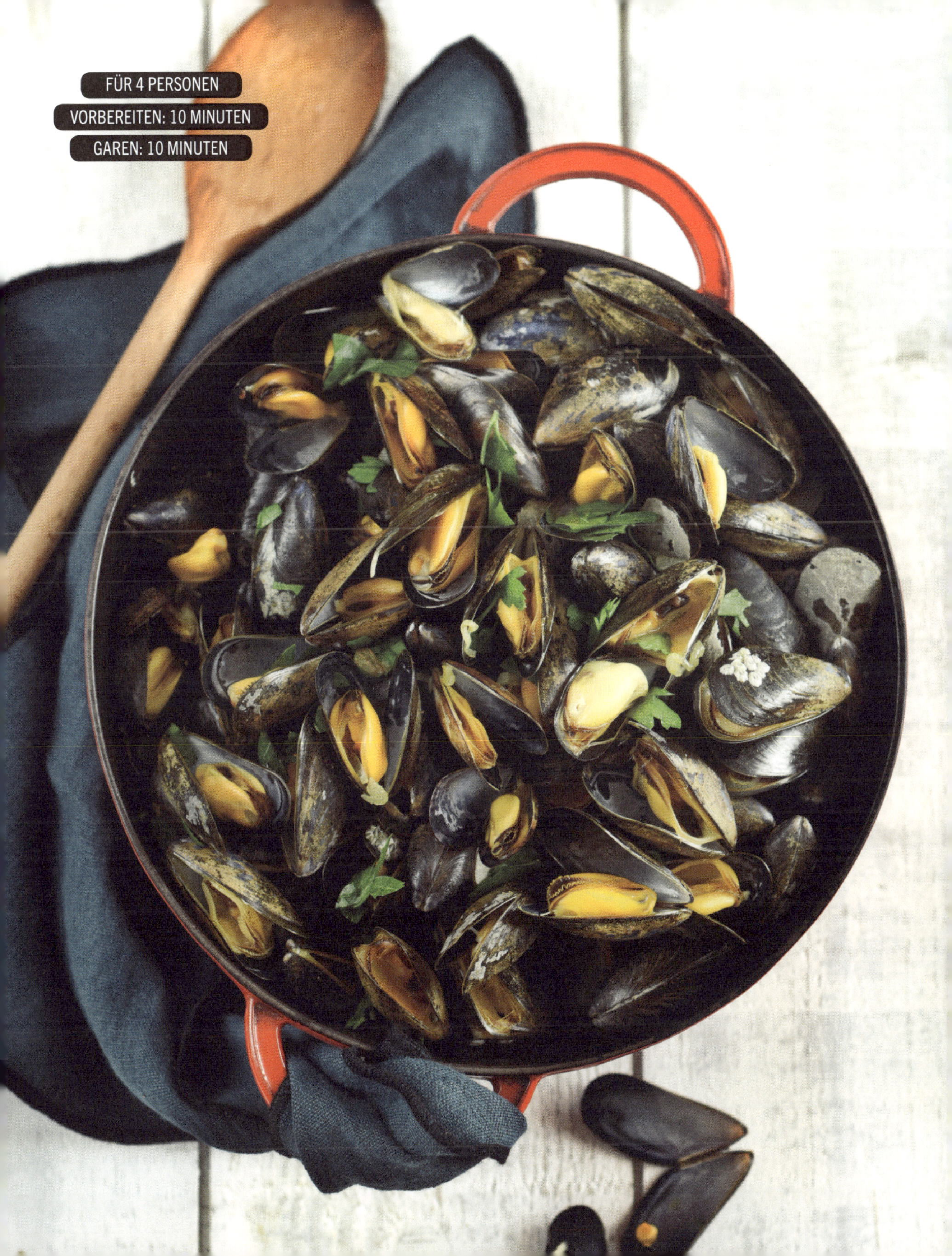

42 ROHER ZUCCHINISALAT

mit Rucolapesto, Mohn und Feta

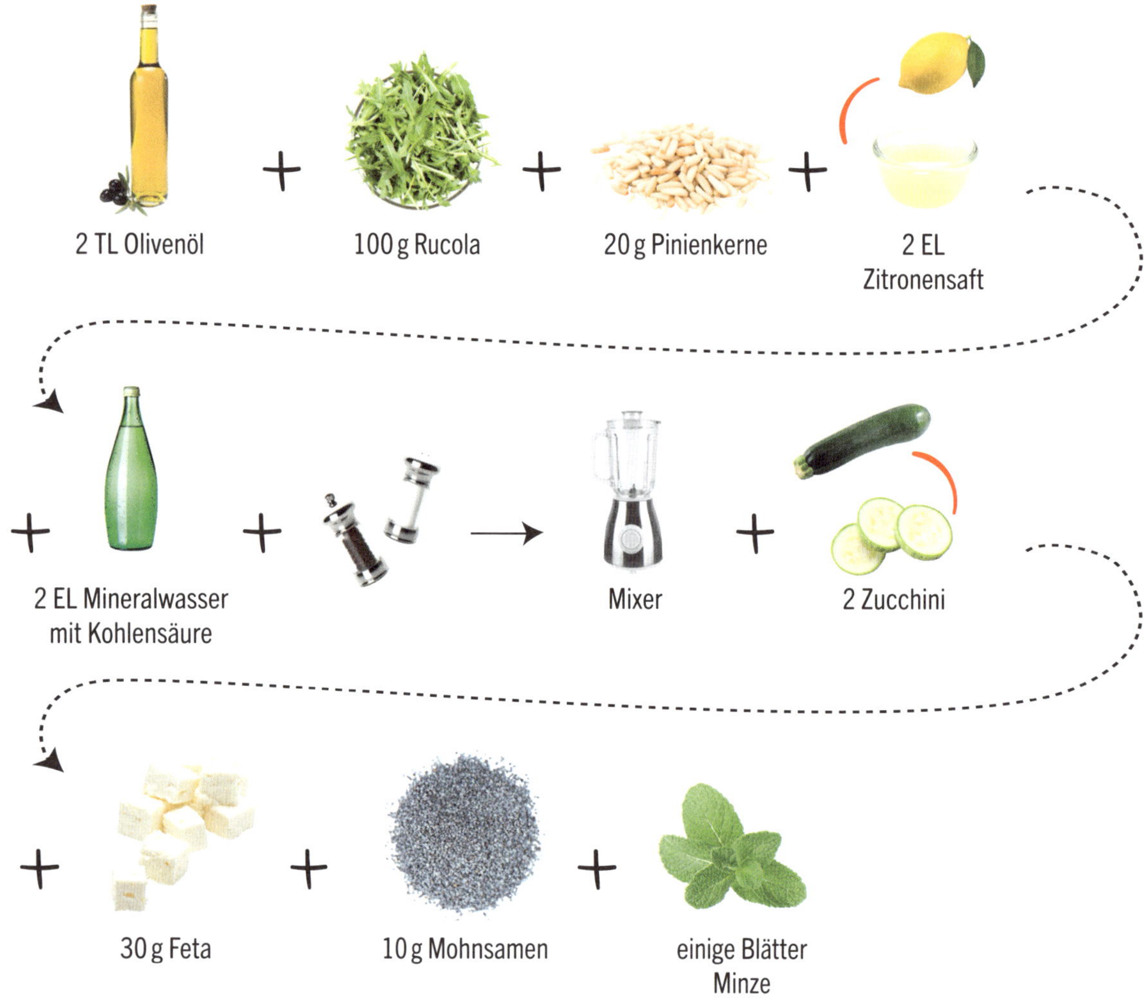

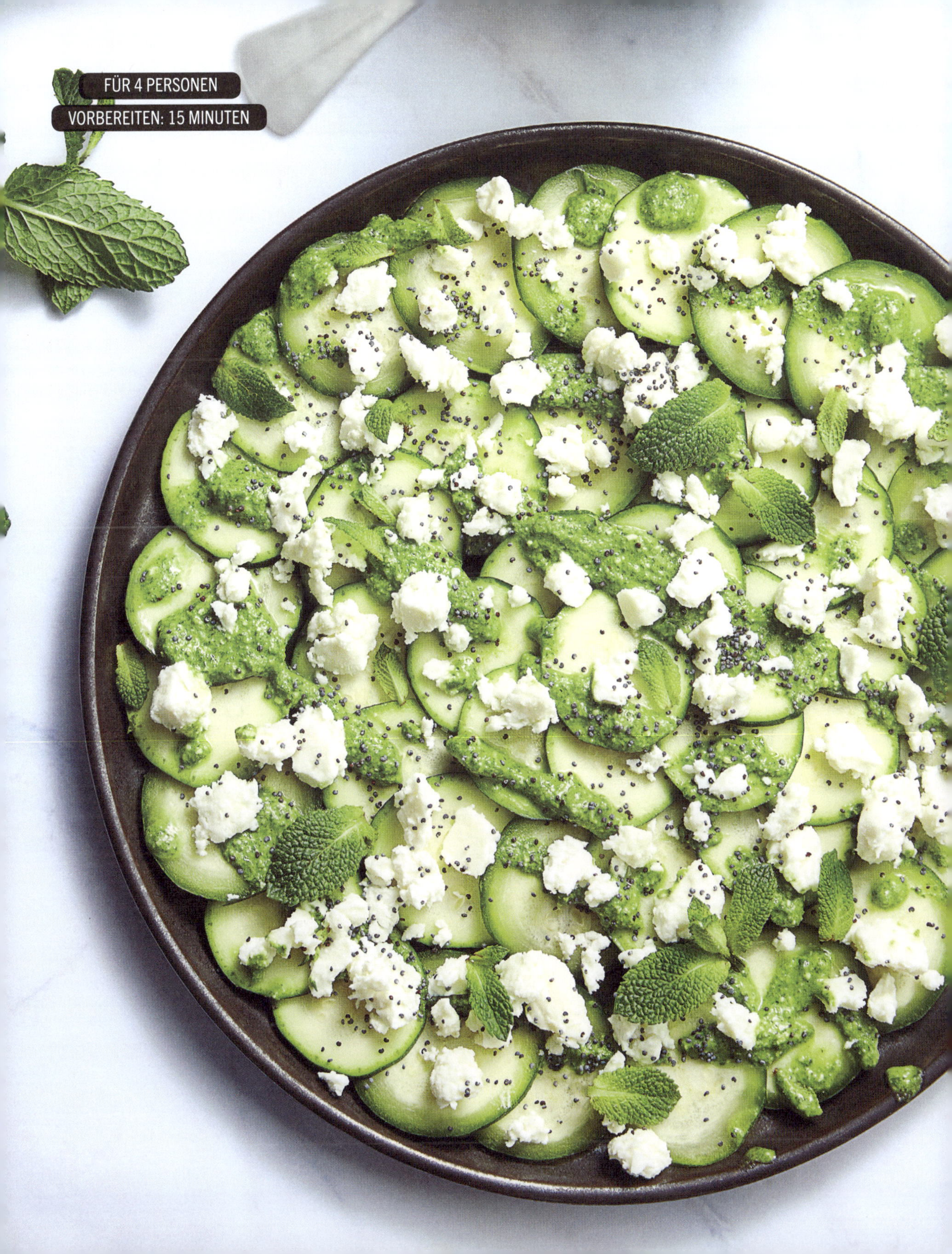
FÜR 4 PERSONEN
VORBEREITEN: 15 MINUTEN

43 GEFÜLLTE AUBERGINEN
mit Bulgur

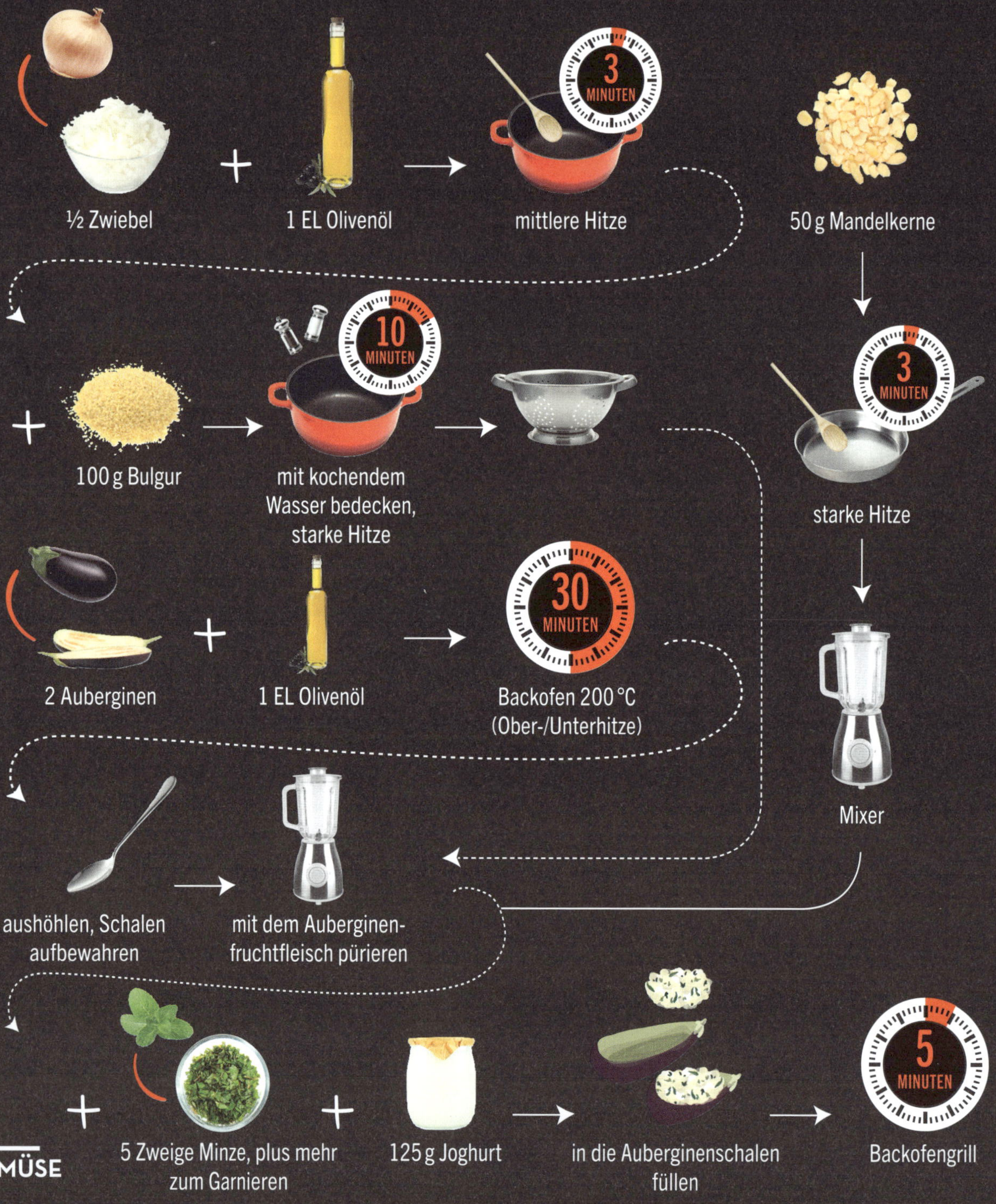
½ Zwiebel
1 EL Olivenöl
3 MINUTEN
mittlere Hitze
50 g Mandelkerne
3 MINUTEN
starke Hitze
Mixer
100 g Bulgur
10 MINUTEN
mit kochendem Wasser bedecken, starke Hitze
2 Auberginen
1 EL Olivenöl
30 MINUTEN
Backofen 200 °C (Ober-/Unterhitze)
aushöhlen, Schalen aufbewahren
mit dem Auberginen-fruchtfleisch pürieren
5 Zweige Minze, plus mehr zum Garnieren
125 g Joghurt
in die Auberginenschalen füllen
5 MINUTEN
Backofengrill

FÜR 4 PERSONEN

VORBEREITEN: 15 MINUTEN

GAREN: 35 MINUTEN

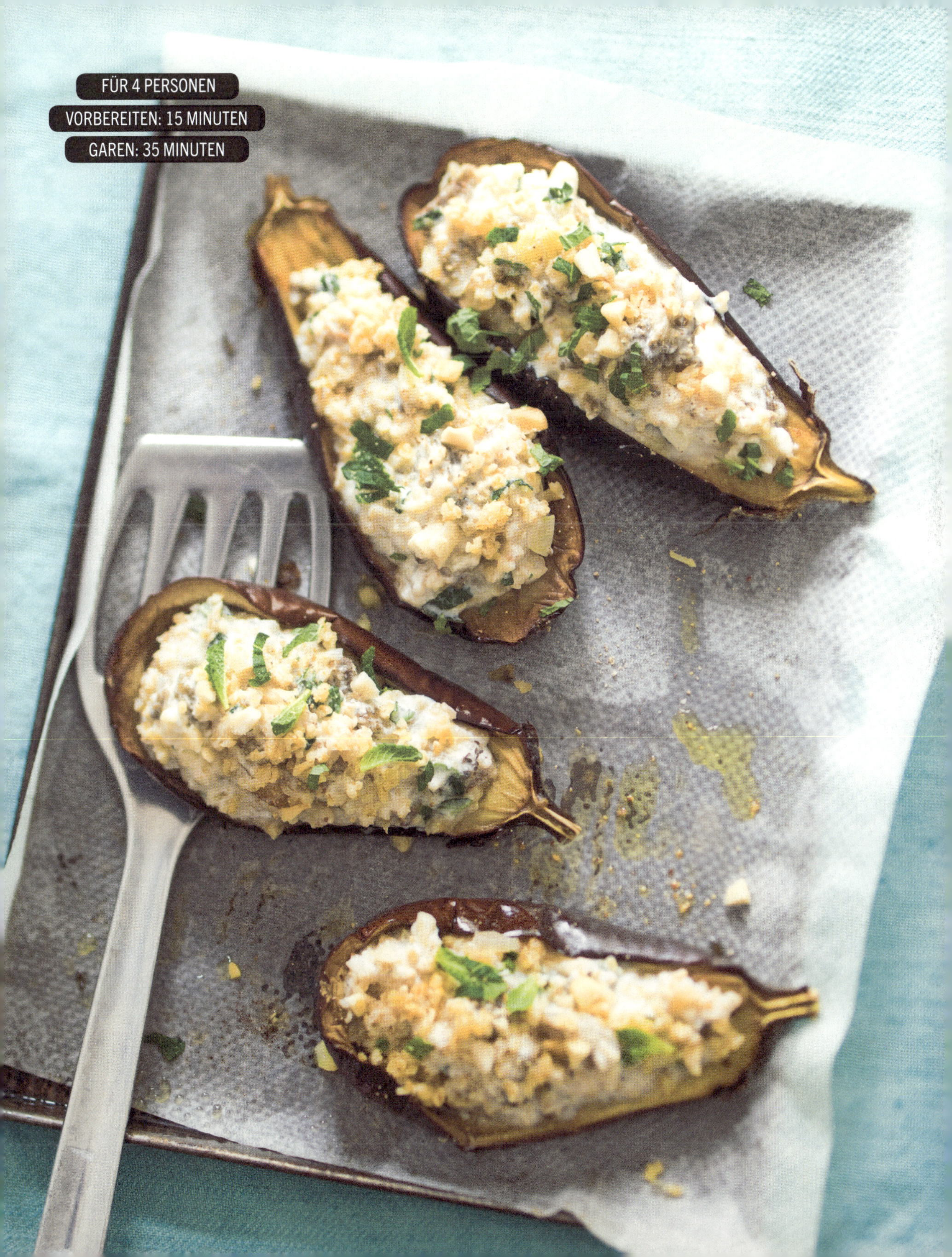

44 BROKKOLIGRATIN
mit Ziegenkäse

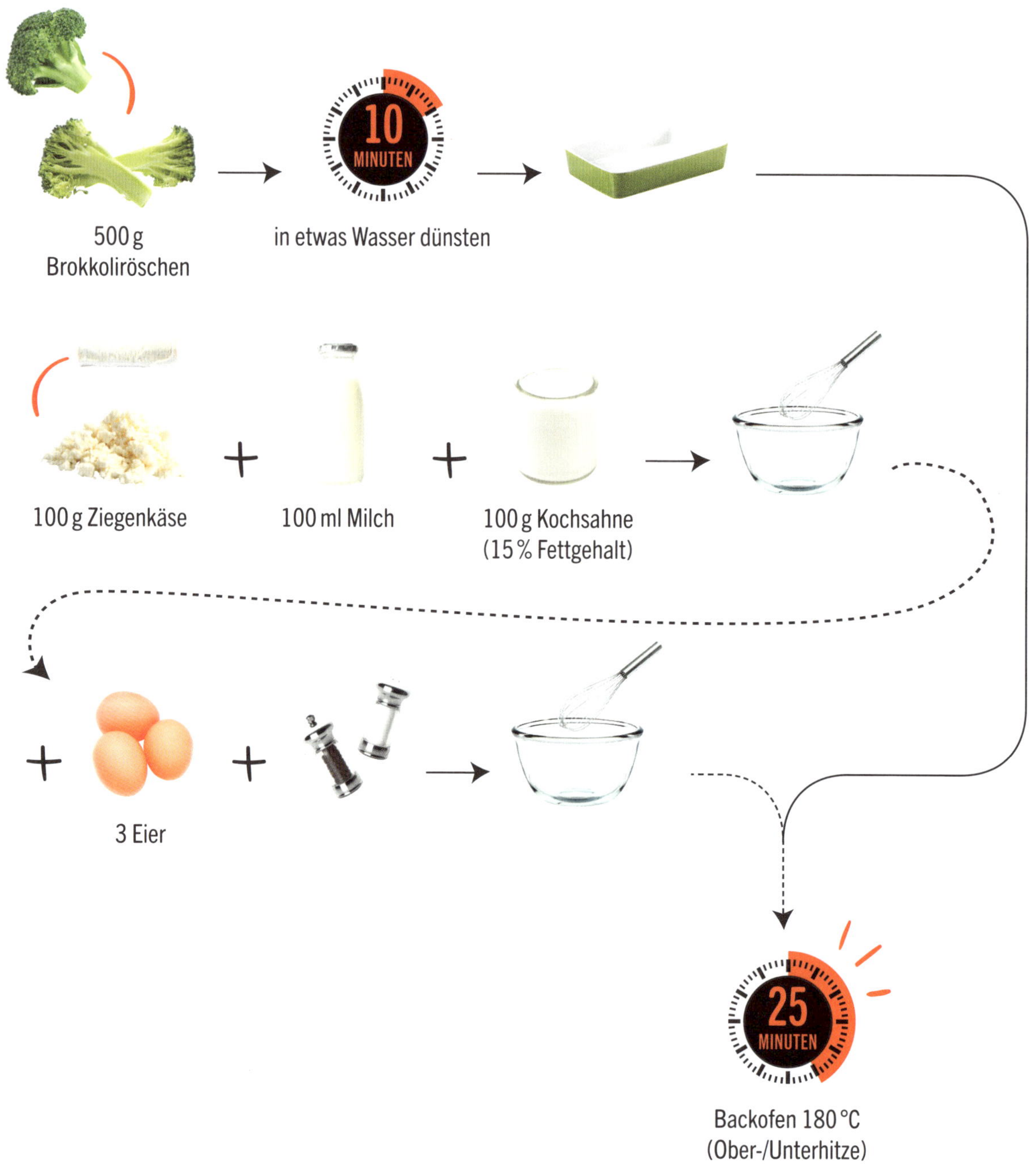

FÜR 4 PERSONEN

VORBEREITEN: 20 MINUTEN

GAREN: 35 MINUTEN

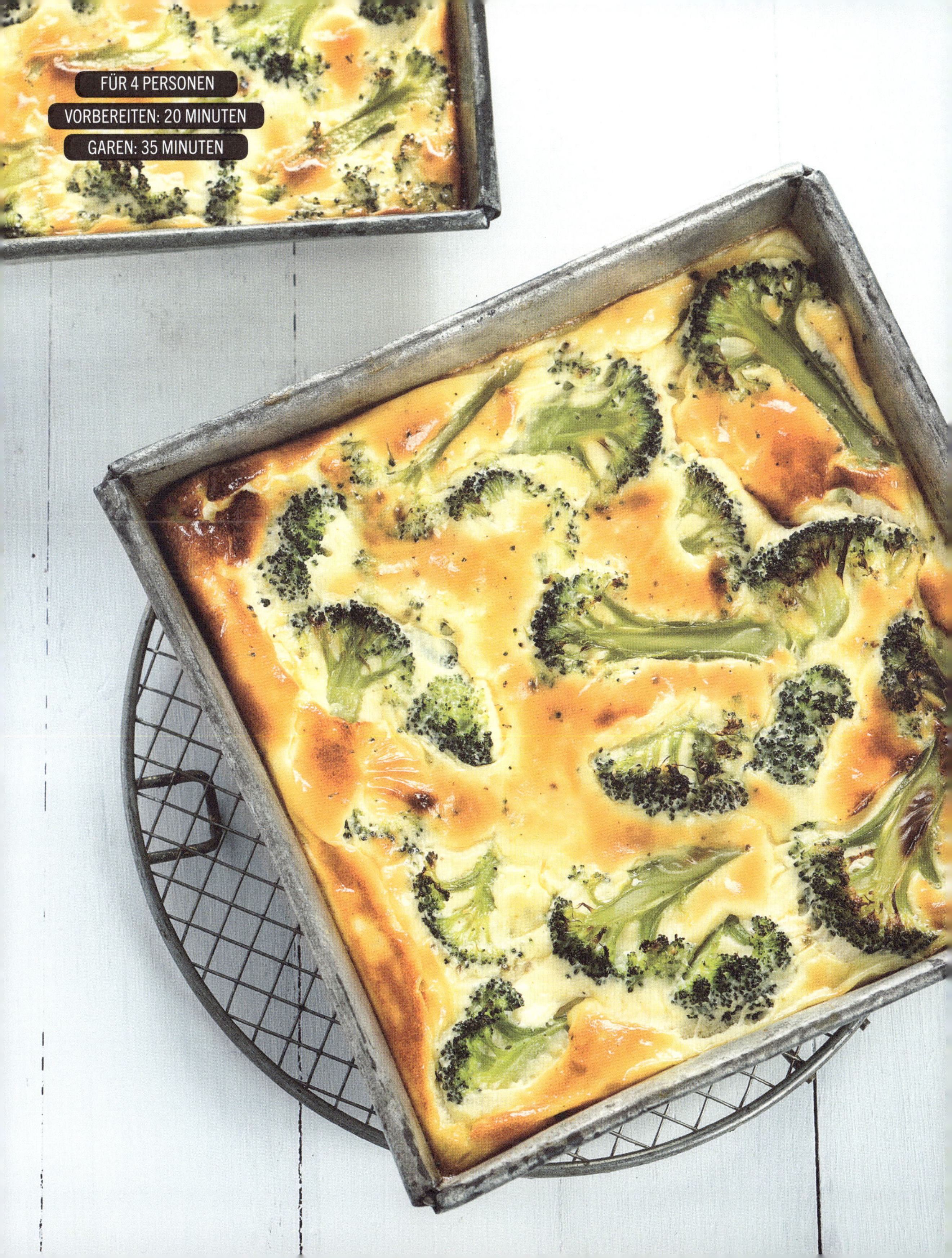

45 AUBERGINENTOPF
mit Kichererbsen

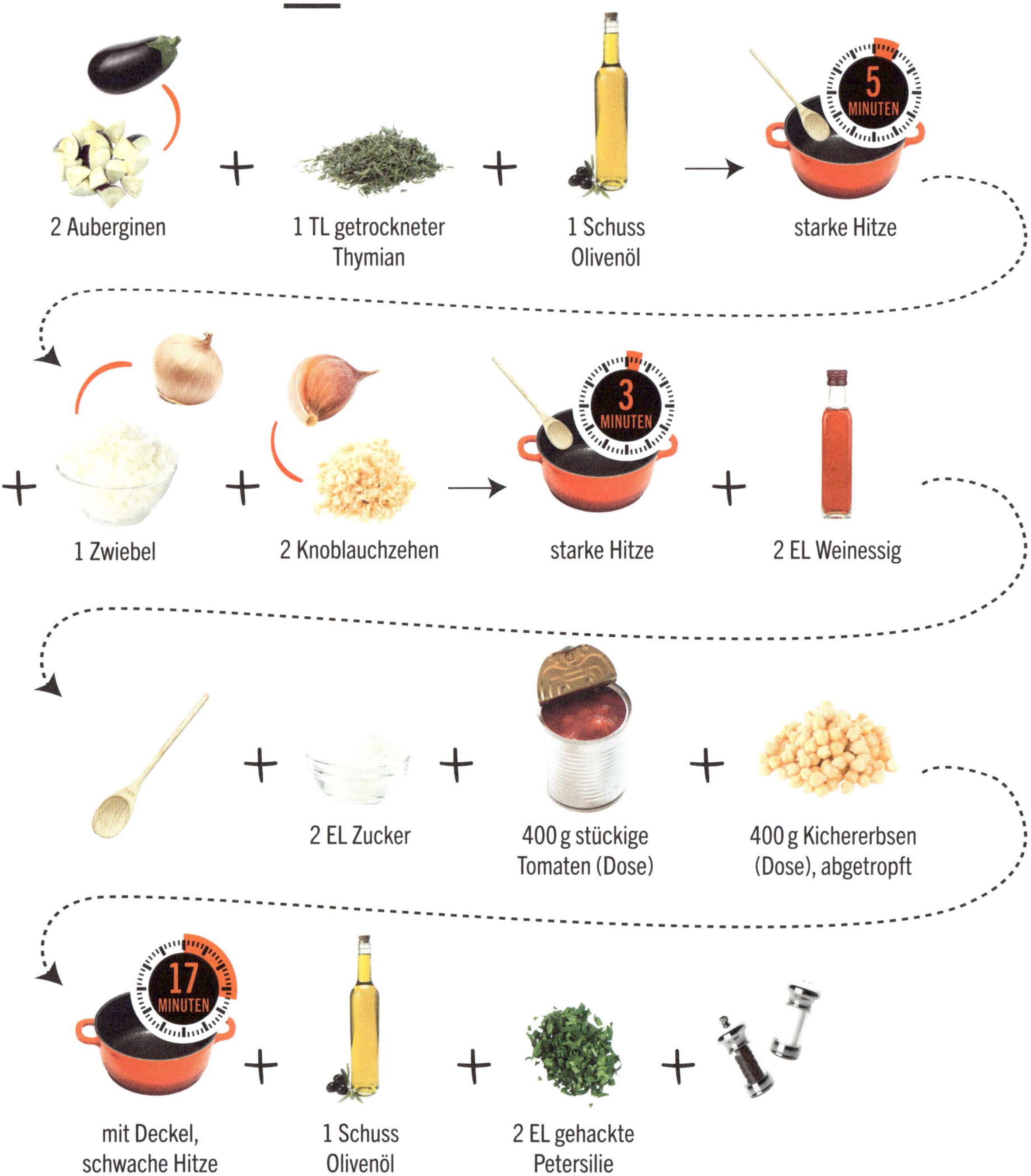
2 Auberginen
1 TL getrockneter Thymian
1 Schuss Olivenöl
5 MINUTEN
starke Hitze
1 Zwiebel
2 Knoblauchzehen
3 MINUTEN
starke Hitze
2 EL Weinessig
2 EL Zucker
400 g stückige Tomaten (Dose)
400 g Kichererbsen (Dose), abgetropft
17 MINUTEN
mit Deckel, schwache Hitze
1 Schuss Olivenöl
2 EL gehackte Petersilie

FÜR 4 PERSONEN

VORBEREITEN: 15 MINUTEN

GAREN: 25 MINUTEN

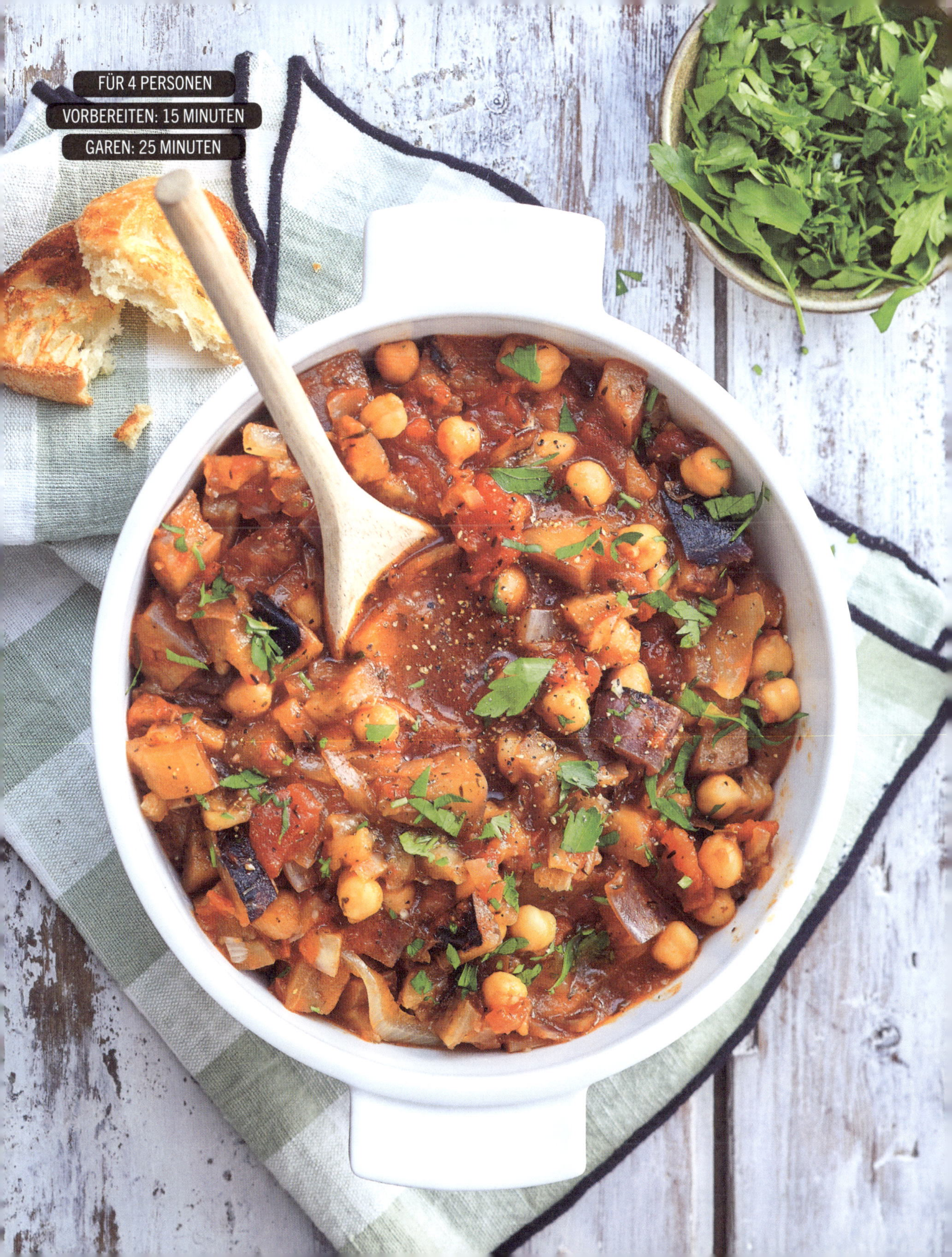

46 FRITTATA
mit Erbsen

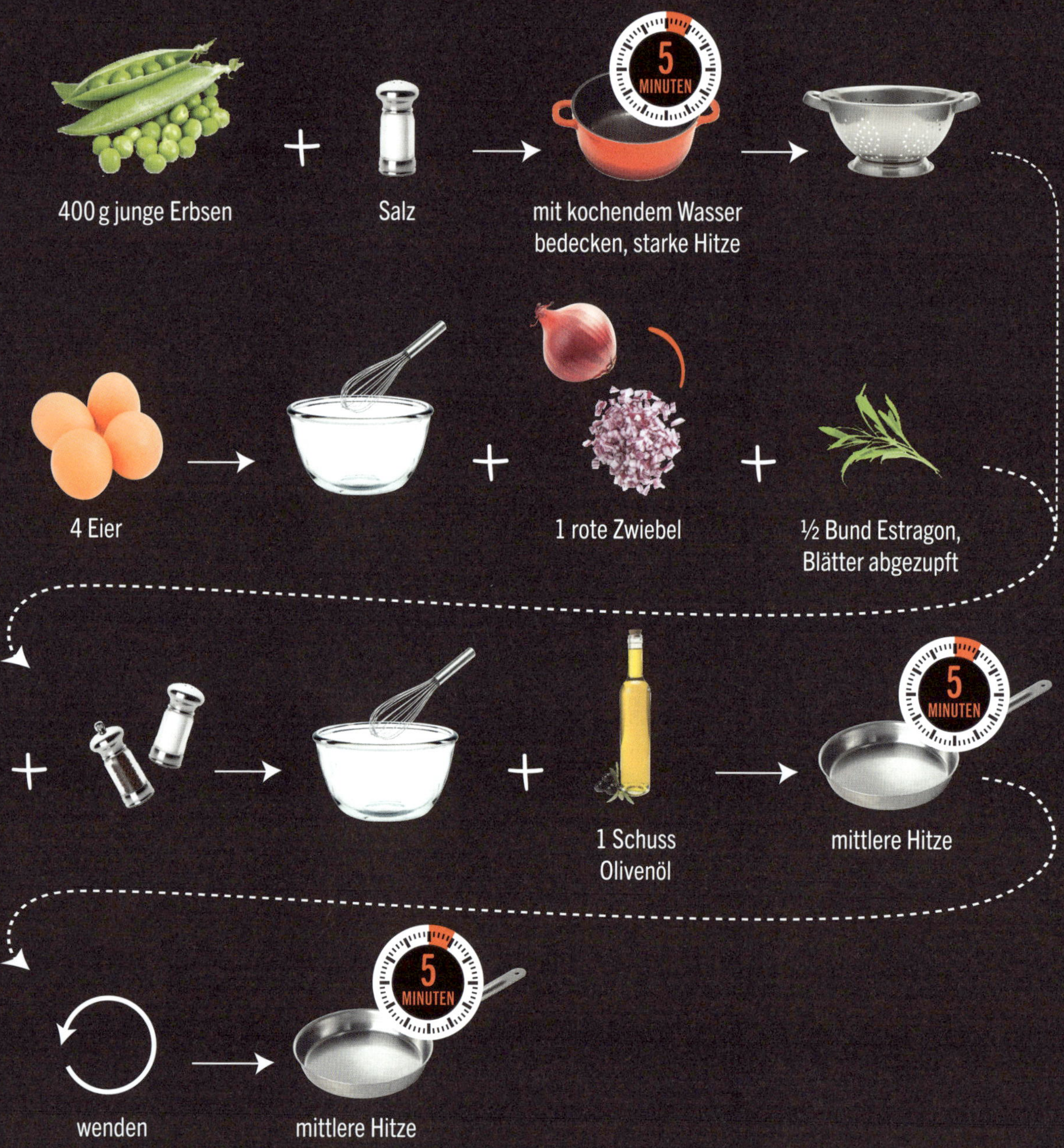
5 MINUTEN
400 g junge Erbsen
Salz
mit kochendem Wasser bedecken, starke Hitze
4 Eier
1 rote Zwiebel
½ Bund Estragon, Blätter abgezupft
1 Schuss Olivenöl
5 MINUTEN
mittlere Hitze
wenden
5 MINUTEN
mittlere Hitze

FÜR 4 PERSONEN
VORBEREITEN: 15 MINUTEN
GAREN: 15 MINUTEN

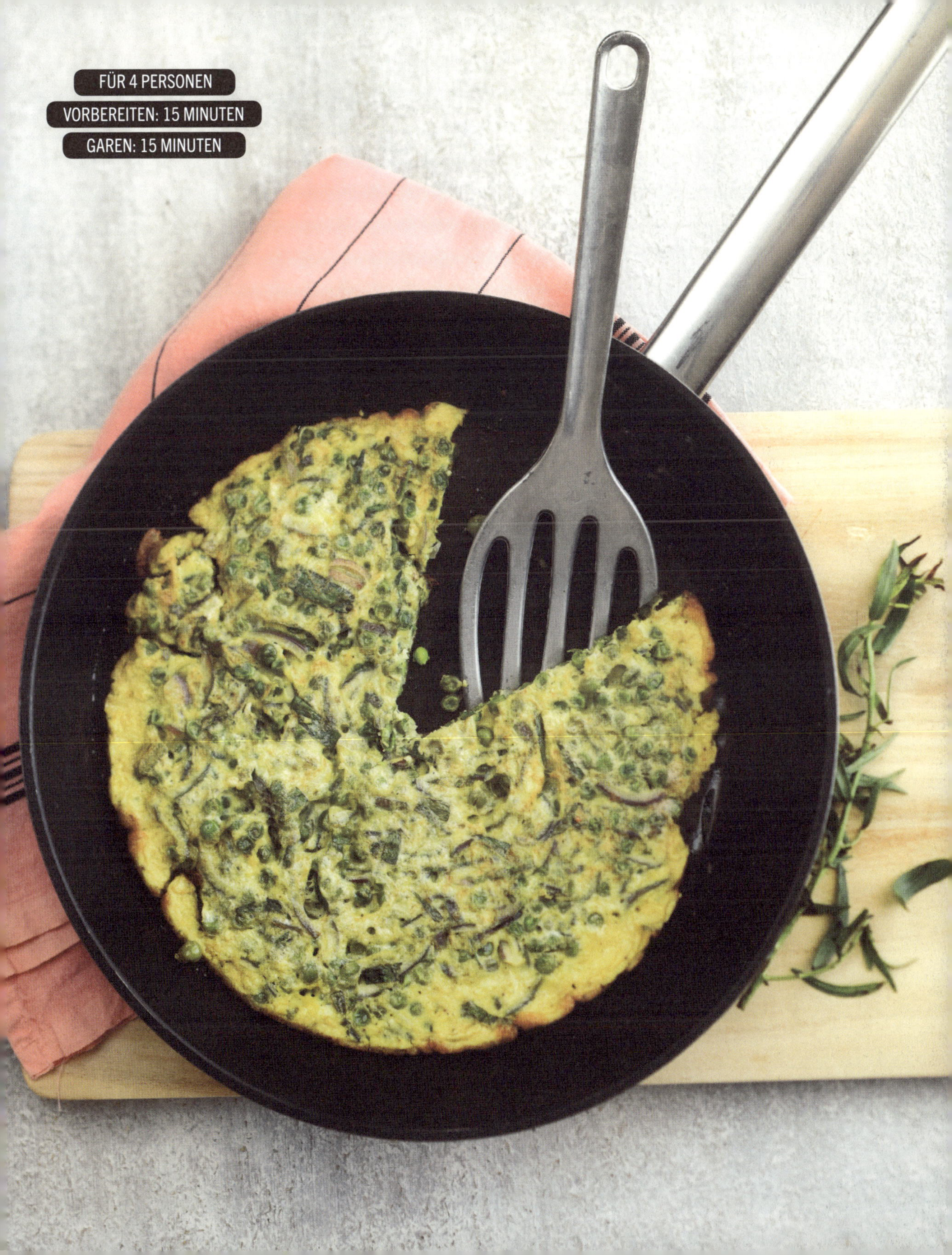

47 ROTE-LINSEN-DAL
mit Kirschtomaten

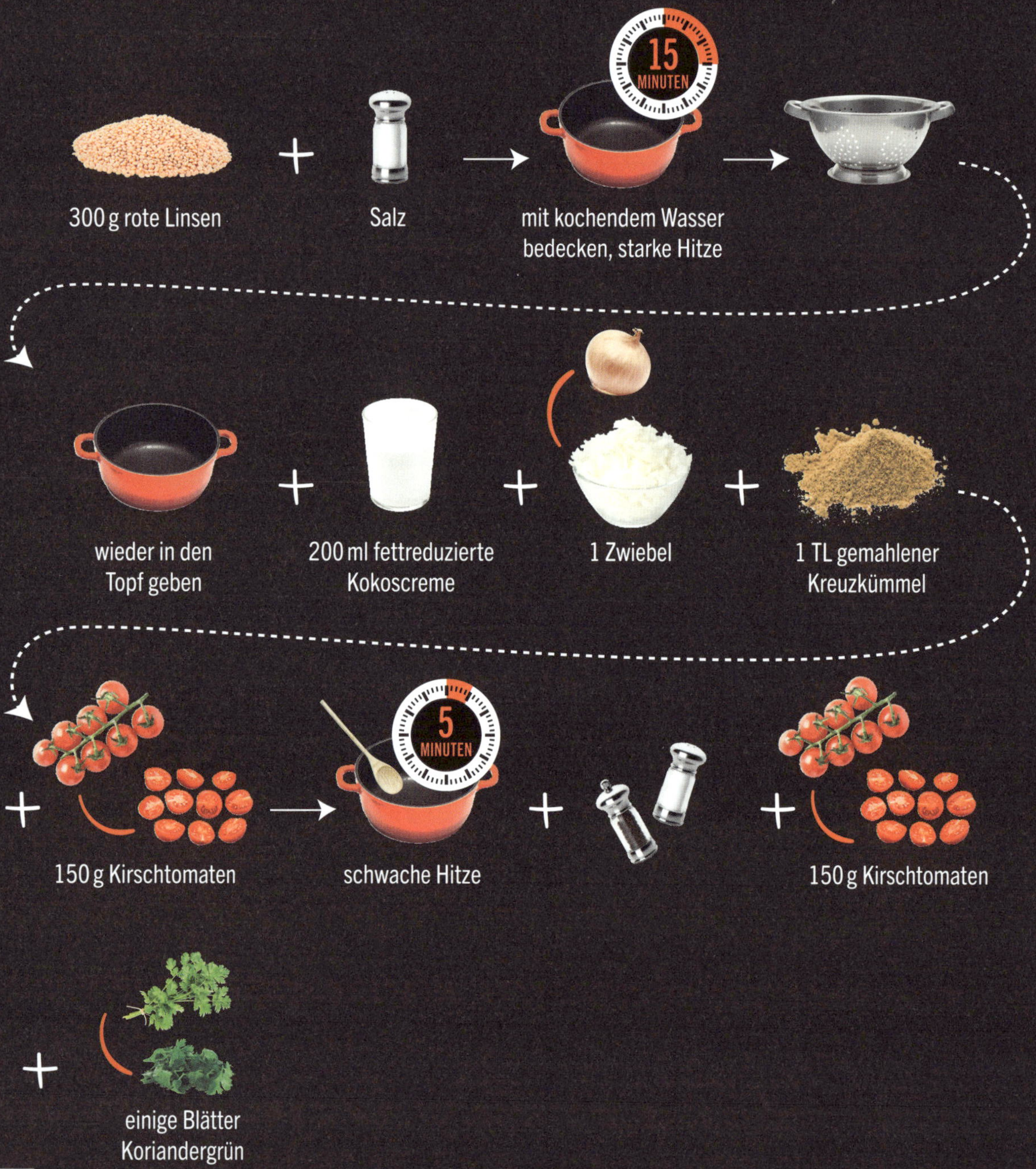

300 g rote Linsen
+
Salz
15 MINUTEN
mit kochendem Wasser bedecken, starke Hitze
wieder in den Topf geben
+
200 ml fettreduzierte Kokoscreme
+
1 Zwiebel
+
1 TL gemahlener Kreuzkümmel
+
150 g Kirschtomaten
5 MINUTEN
schwache Hitze
+
+
150 g Kirschtomaten
+
einige Blätter Koriandergrün

FÜR 4 PERSONEN
VORBEREITEN: 10 MINUTEN
GAREN: 20 MINUTEN

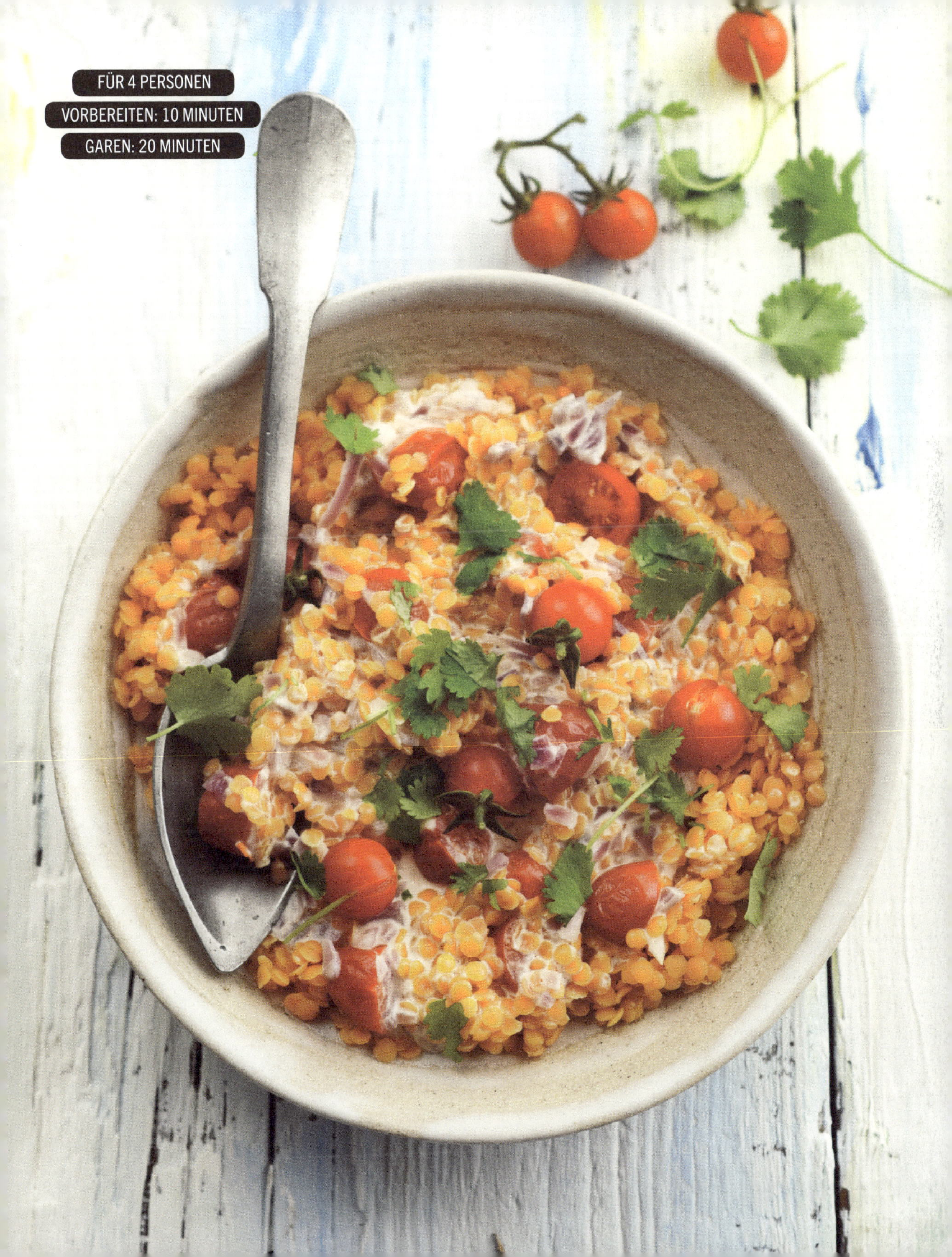

48 TABOULÉ
mit Quinoa

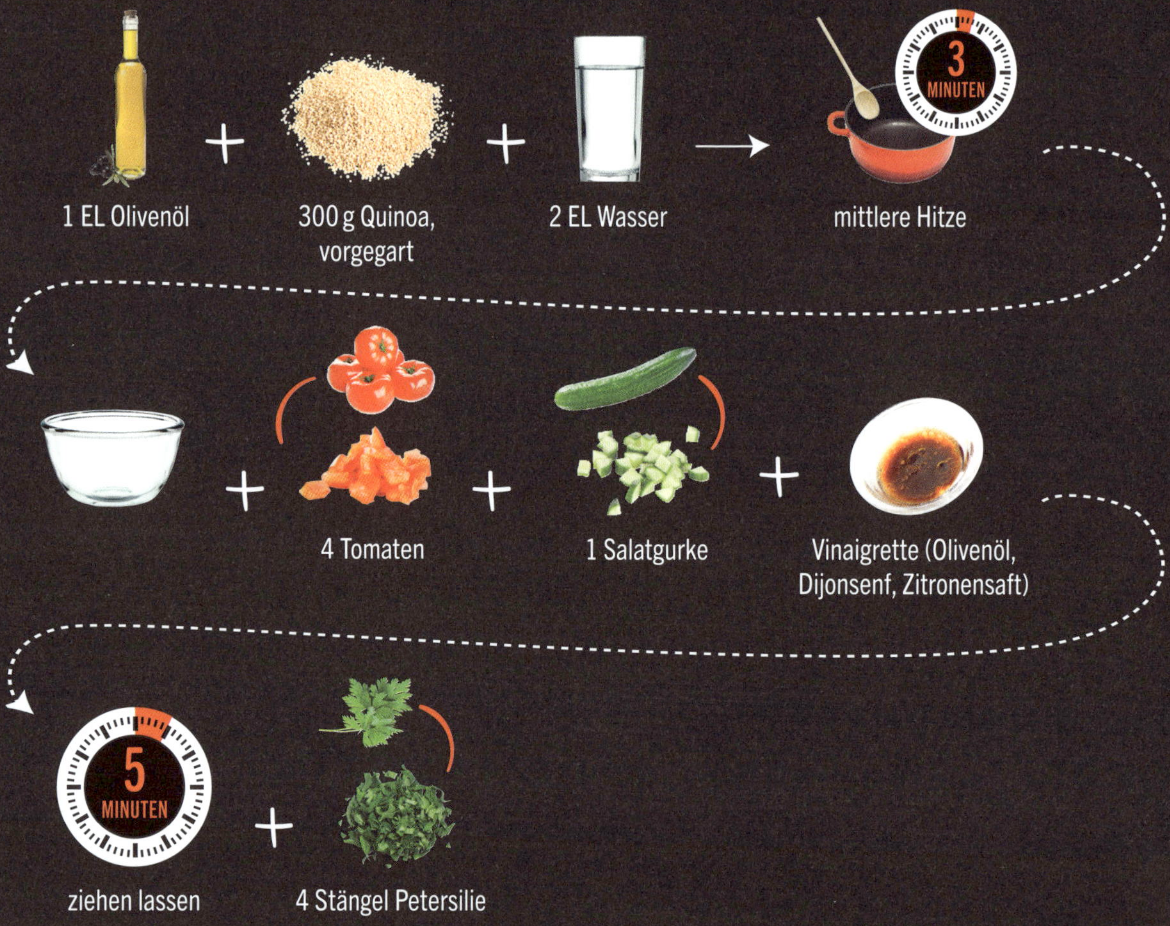
1 EL Olivenöl
300 g Quinoa, vorgegart
2 EL Wasser
3 MINUTEN
mittlere Hitze
4 Tomaten
1 Salatgurke
Vinaigrette (Olivenöl, Dijonsenf, Zitronensaft)
5 MINUTEN
ziehen lassen
4 Stängel Petersilie

FÜR 4 PERSONEN
VORBEREITEN: 10 MINUTEN
GAREN: 3 MINUTEN
ZIEHEN: 5 MINUTEN

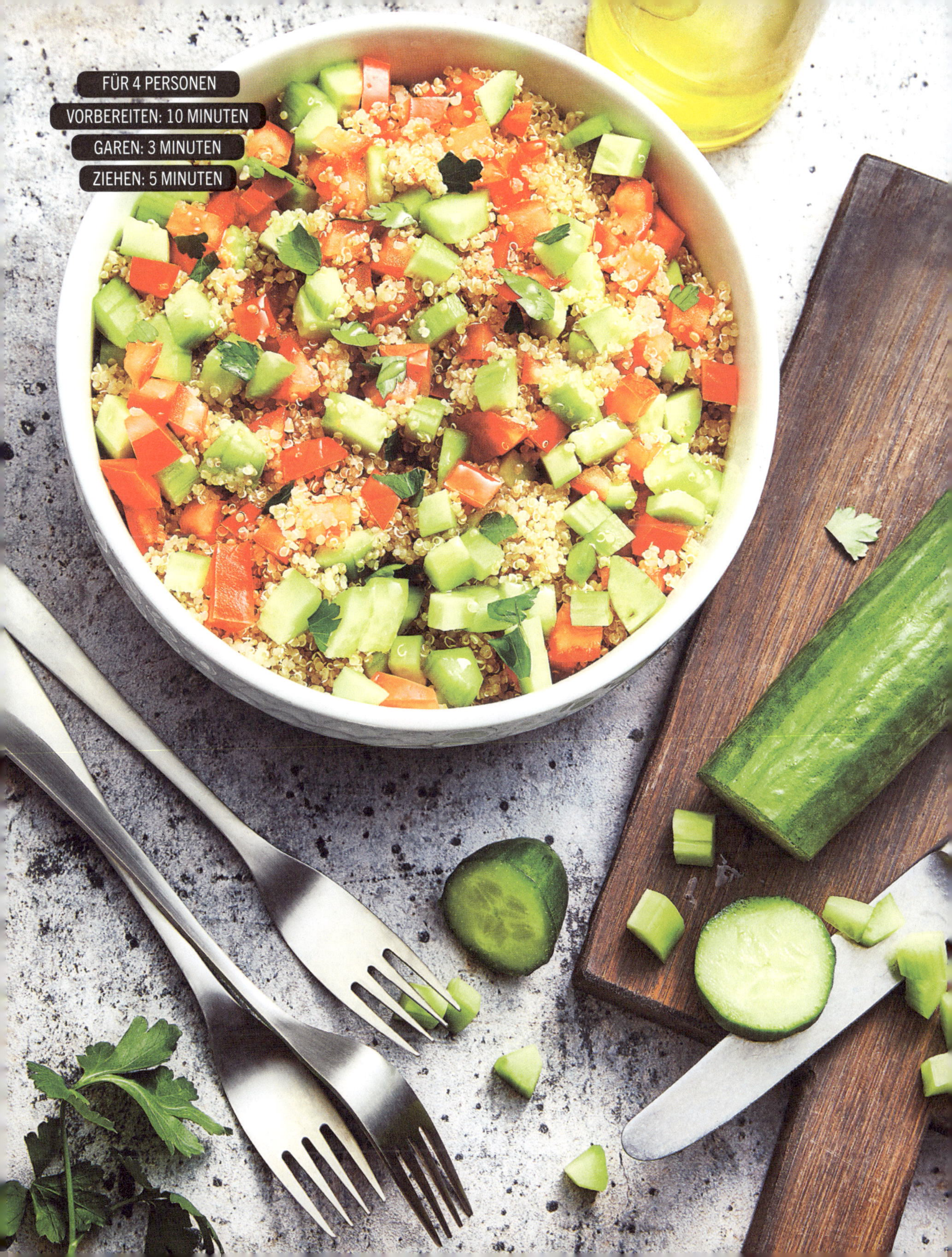

49 GEGRILLTE PAPRIKA

mit Ziegenkäse-Minze-Füllung

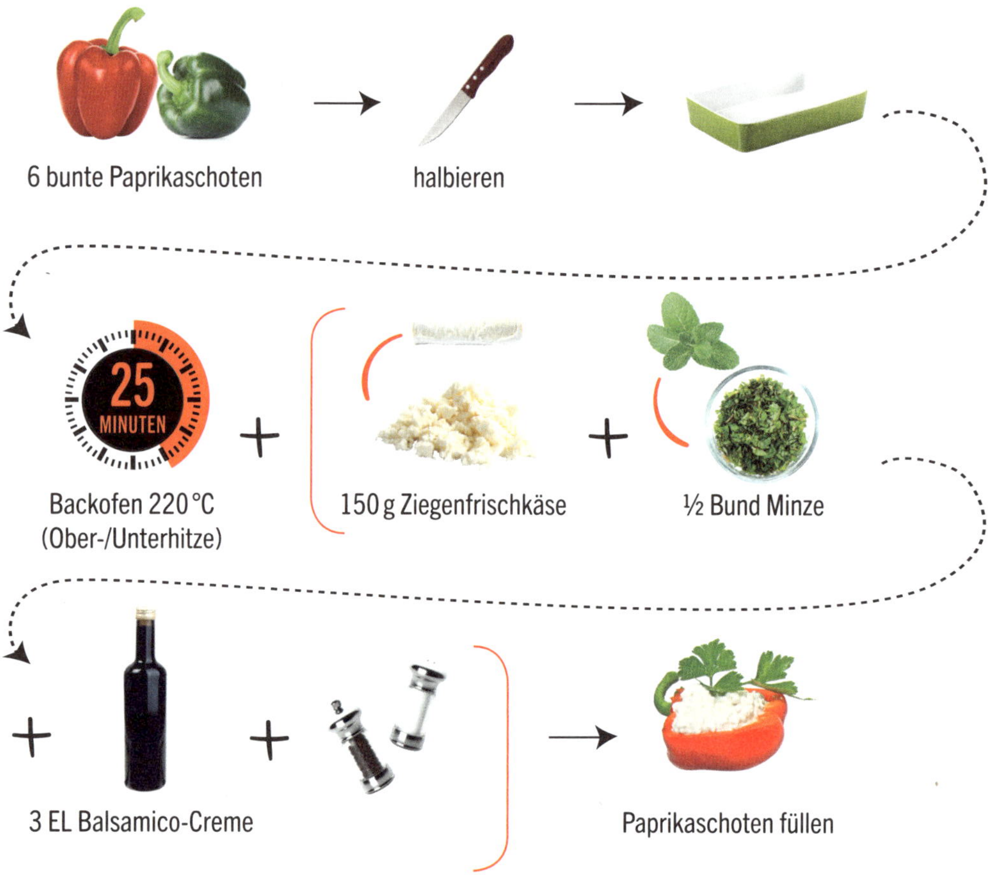

FÜR 4 PERSONEN

VORBEREITEN: 20 MINUTEN

GAREN: 25 MINUTEN

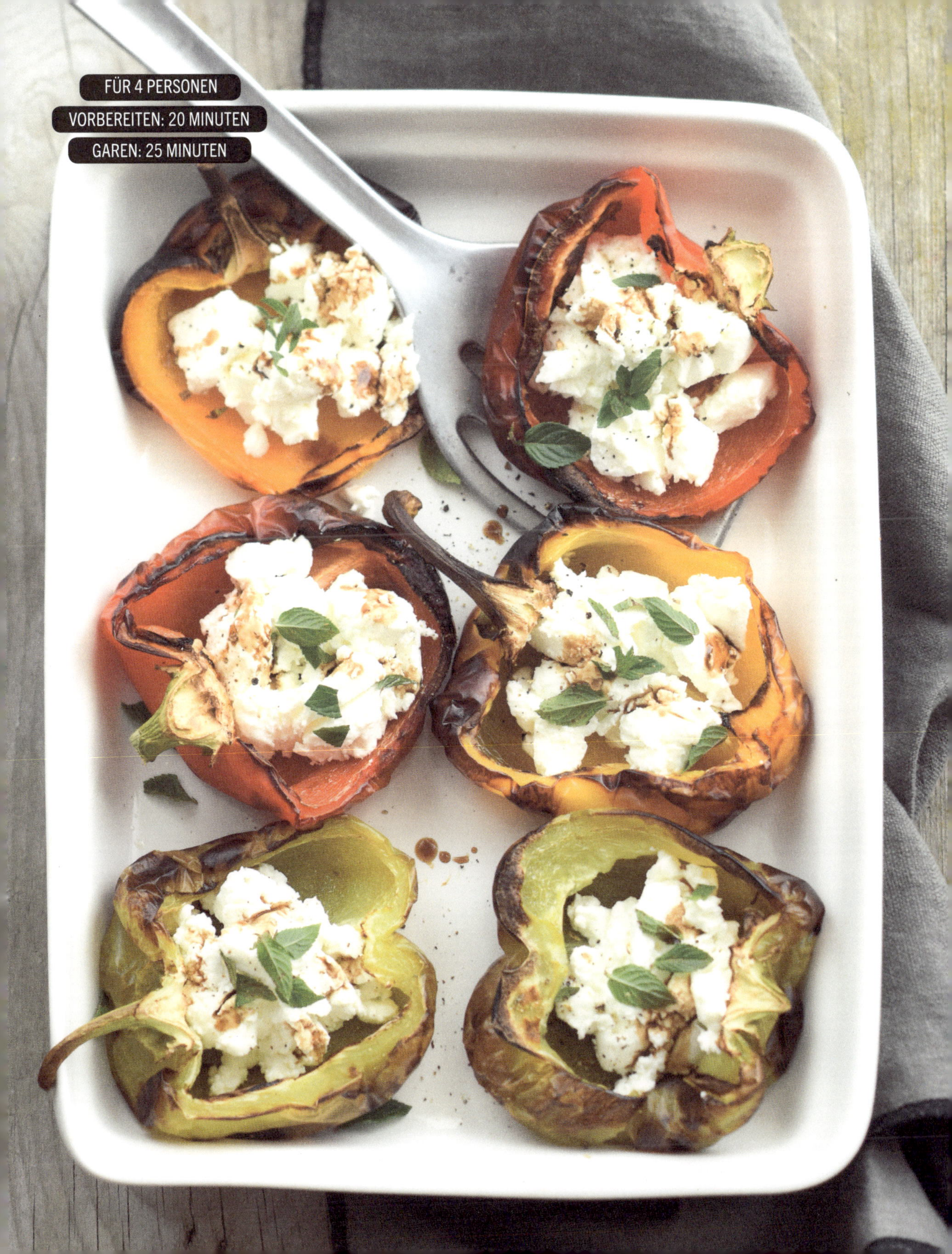

50 GRÜNE SPARGELTERRINE

aus der Mikrowelle

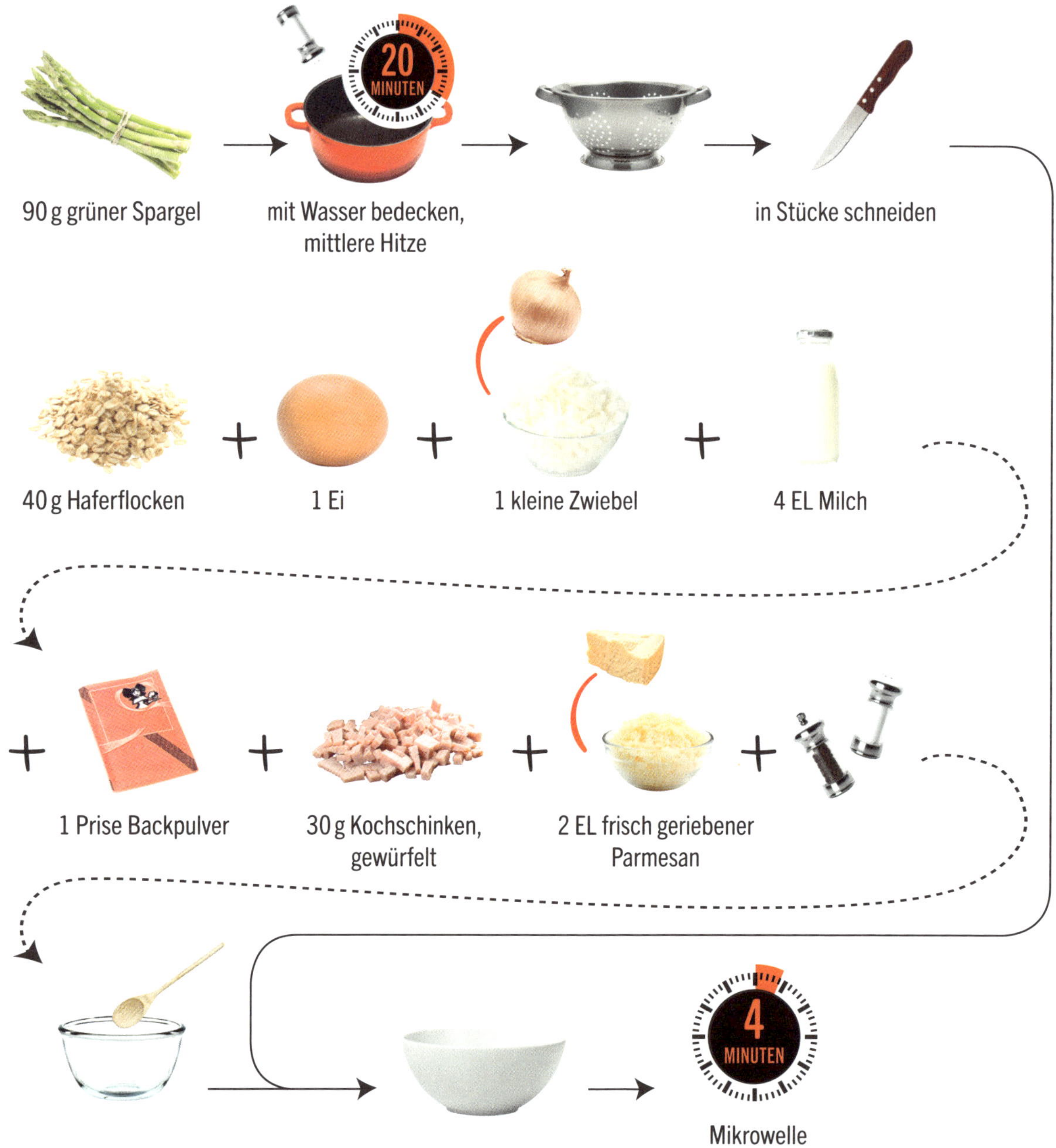
20
MINUTEN
90 g grüner Spargel
mit Wasser bedecken, mittlere Hitze
in Stücke schneiden
40 g Haferflocken
1 Ei
1 kleine Zwiebel
4 EL Milch
1 Prise Backpulver
30 g Kochschinken, gewürfelt
2 EL frisch geriebener Parmesan
4
MINUTEN
Mikrowelle

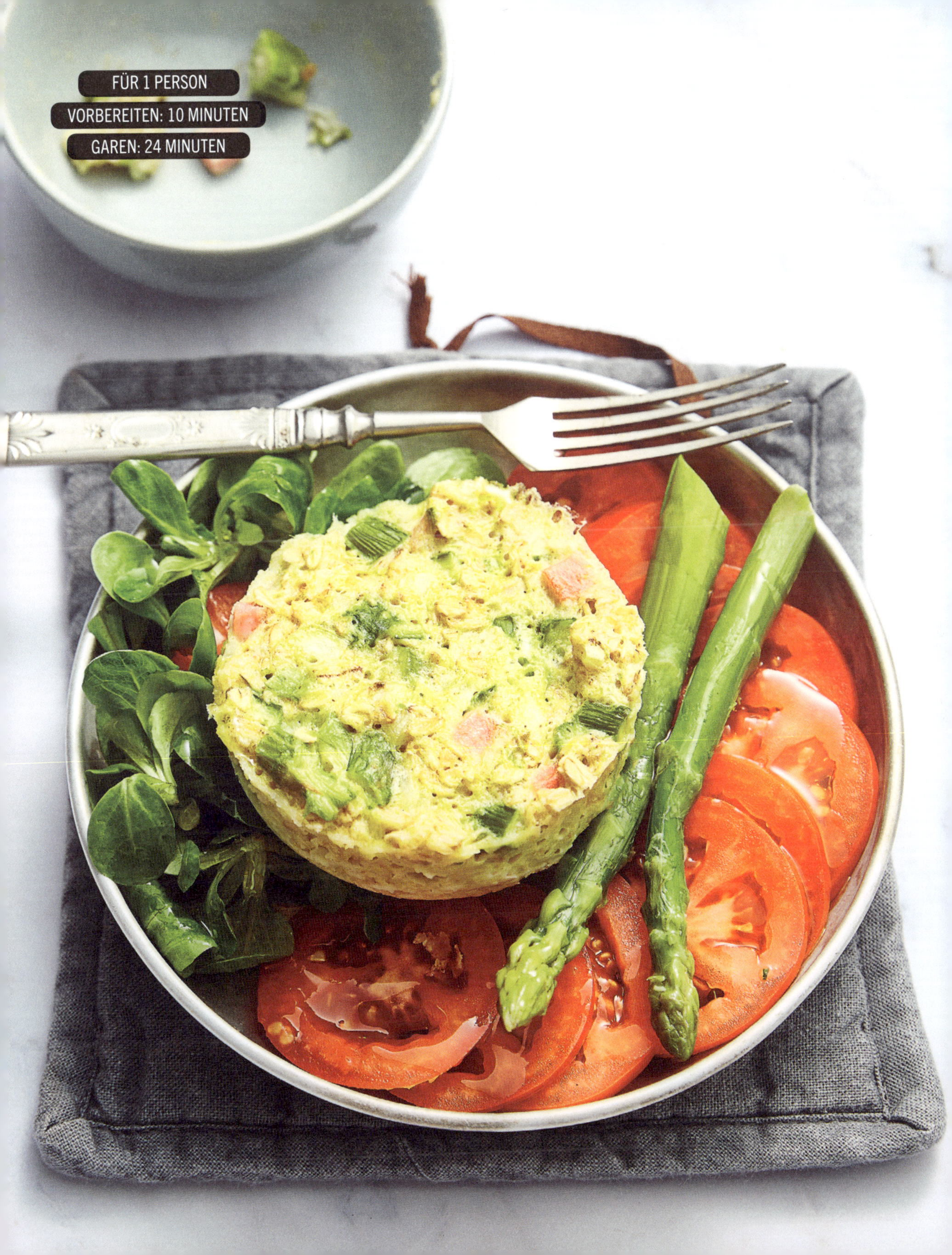
FÜR 1 PERSON
VORBEREITEN: 10 MINUTEN
GAREN: 24 MINUTEN

51 SAFTIGER *Zitronenkuchen*

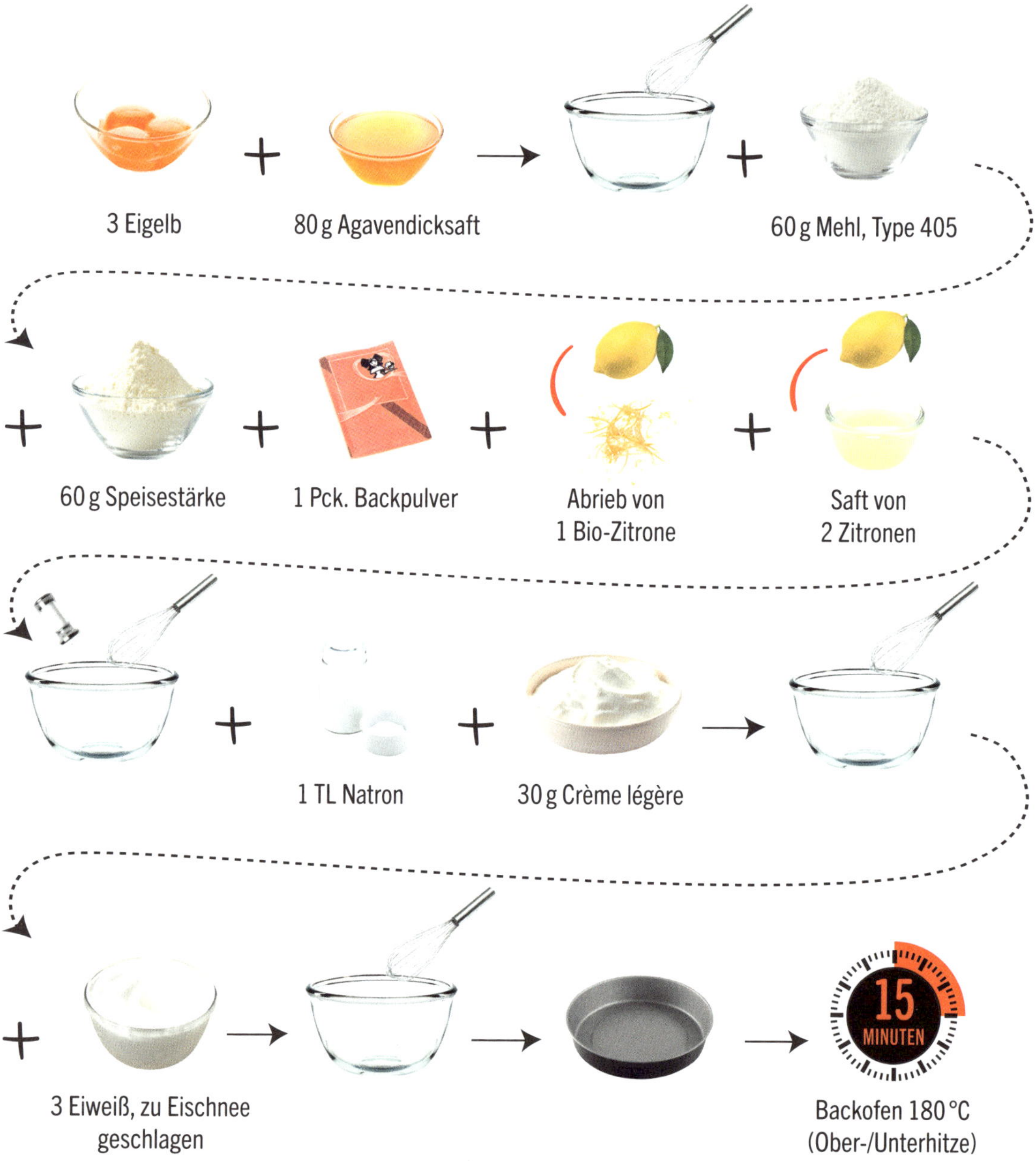
3 Eigelb
80 g Agavendicksaft
60 g Mehl, Type 405
60 g Speisestärke
1 Pck. Backpulver
Abrieb von
1 Bio-Zitrone
Saft von
2 Zitronen
1 TL Natron
30 g Crème légère
3 Eiweiß, zu Eischnee
geschlagen
15
MINUTEN
Backofen 180 °C
(Ober-/Unterhitze)

FÜR 8 PERSONEN

VORBEREITEN: 15 MINUTEN

GAREN: 15 MINUTEN

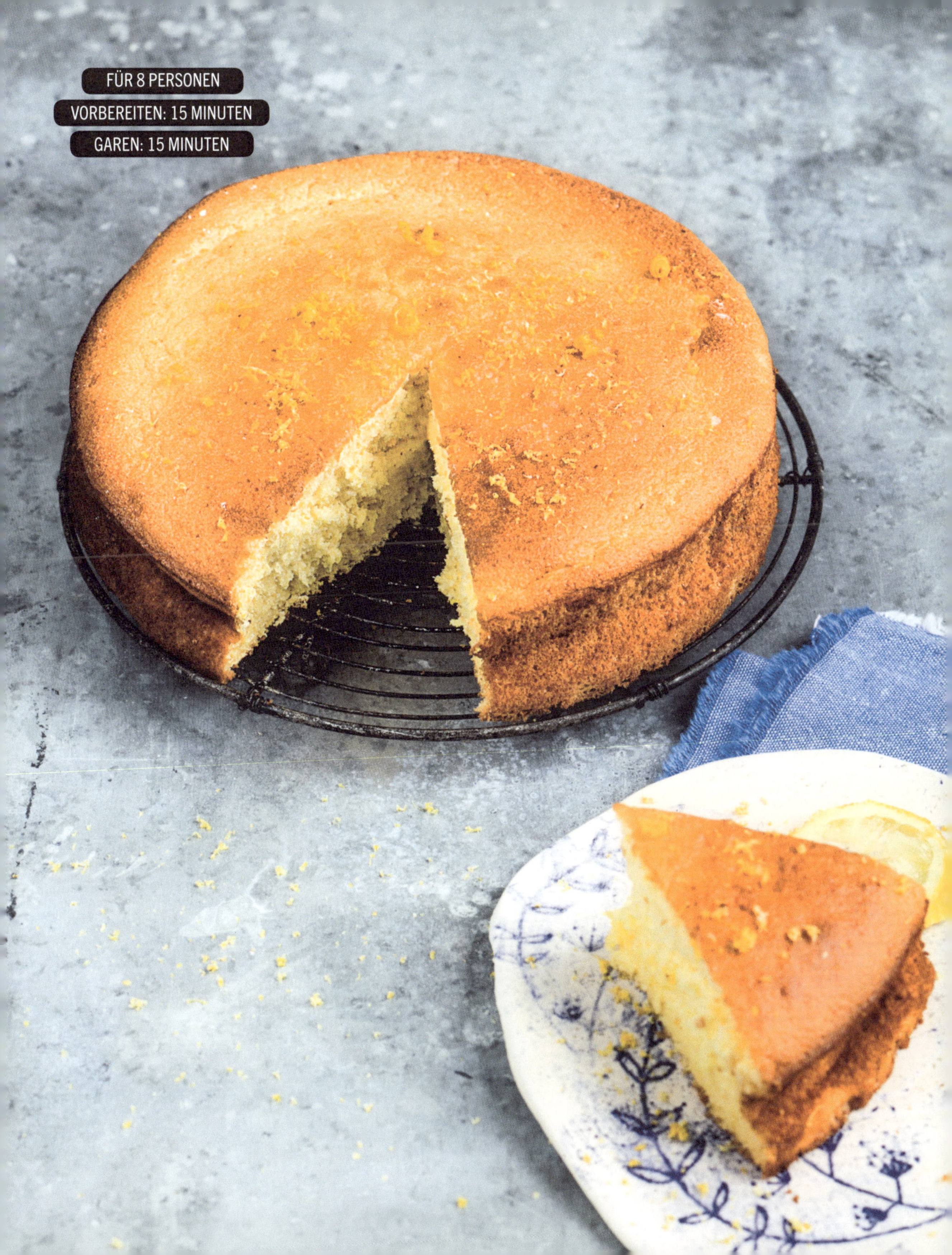

52 SCHOKOLADENKUCHEN

mit Dinkelmehl

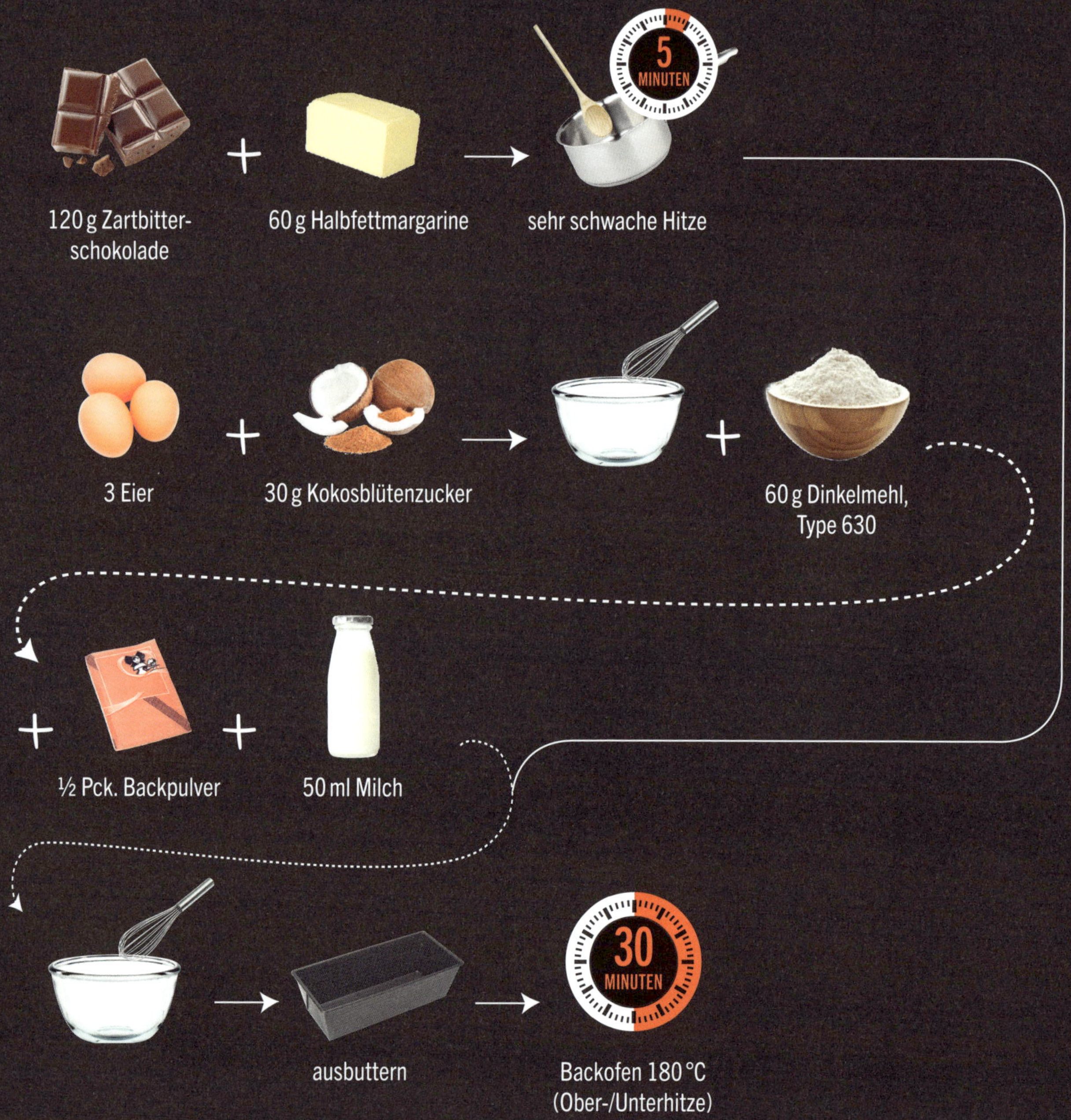

FÜR 8 PERSONEN
VORBEREITEN: 10 MINUTEN
GAREN: 35 MINUTEN

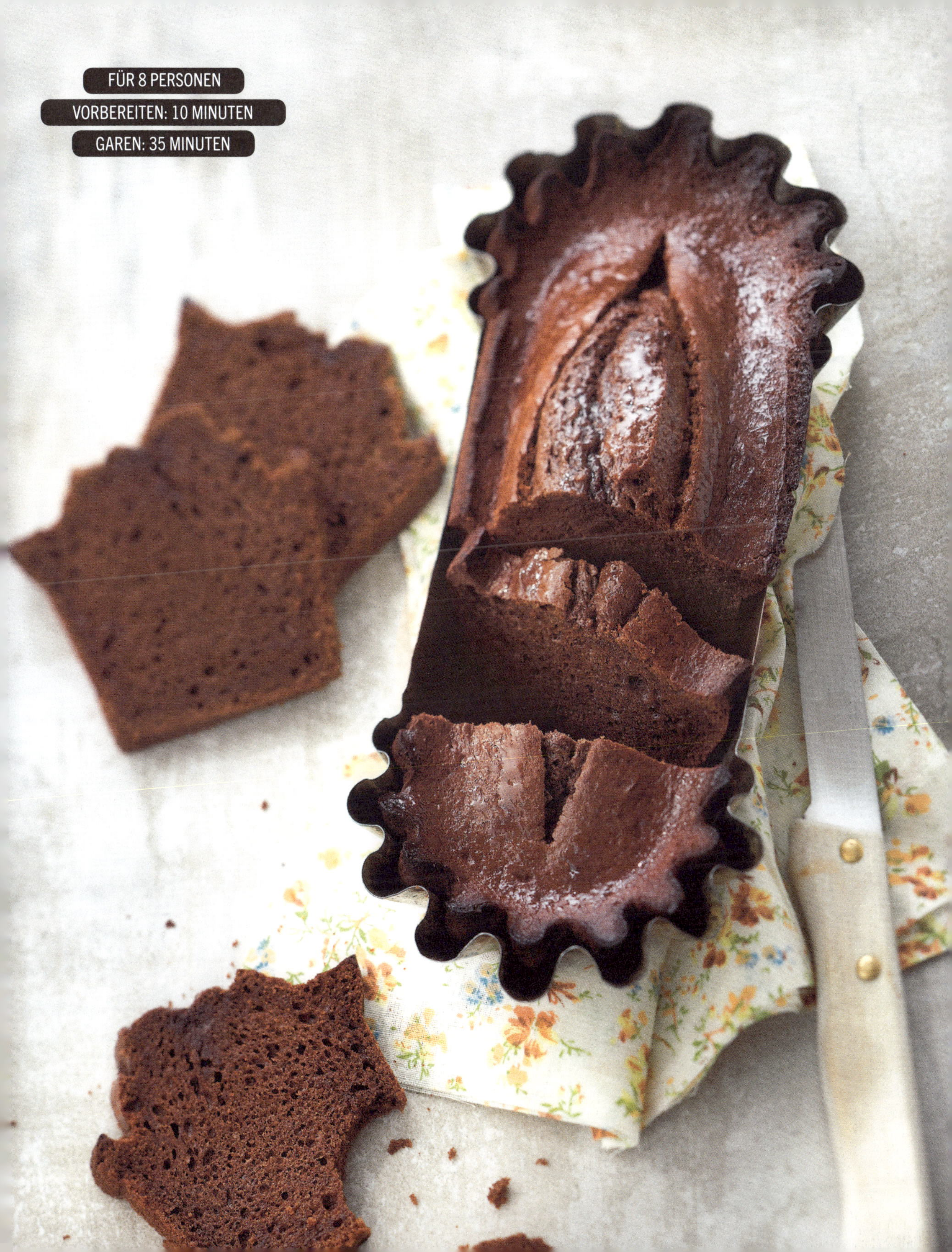

53 RICOTTAKUCHEN
mit Pflaumen

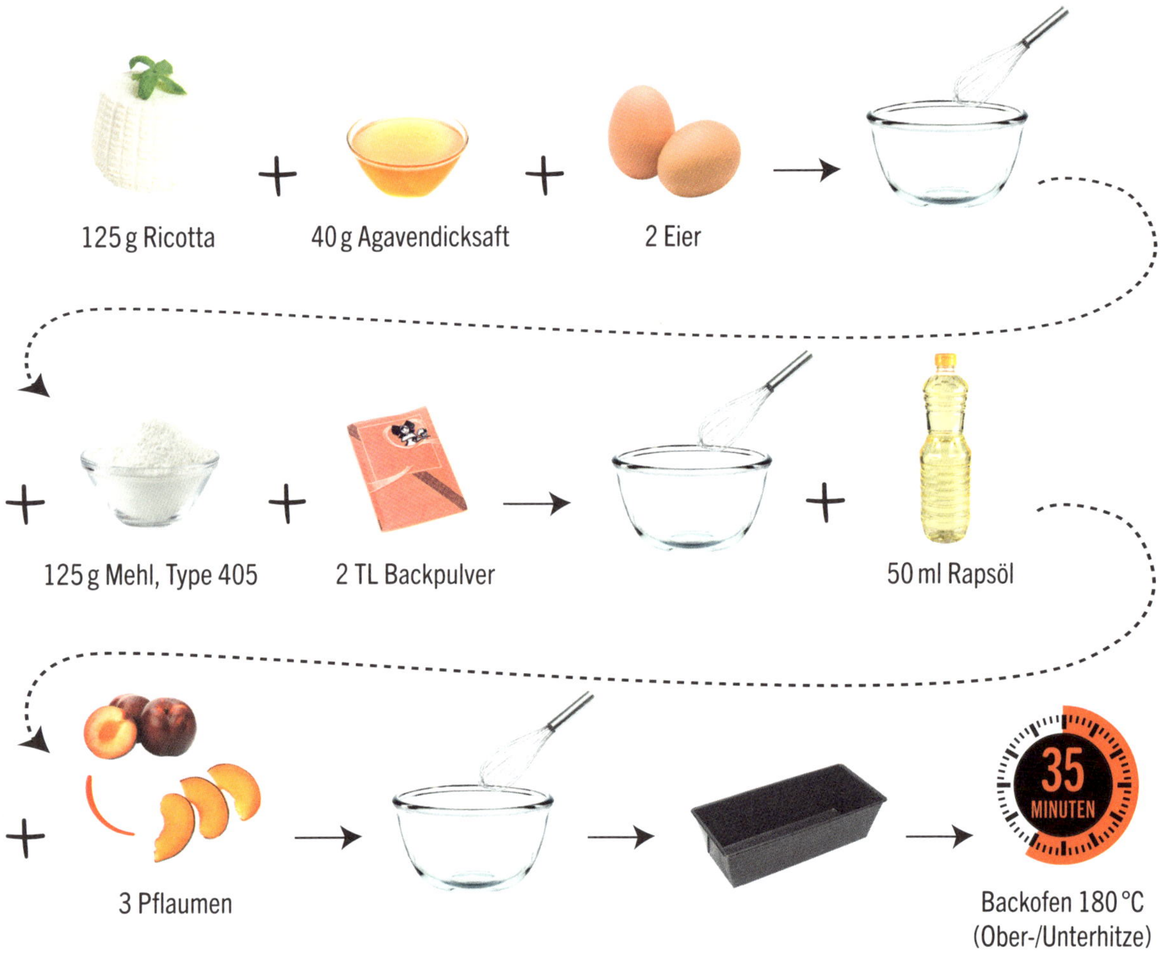

FÜR 8 PERSONEN

VORBEREITEN: 15 MINUTEN

GAREN: 35 MINUTEN

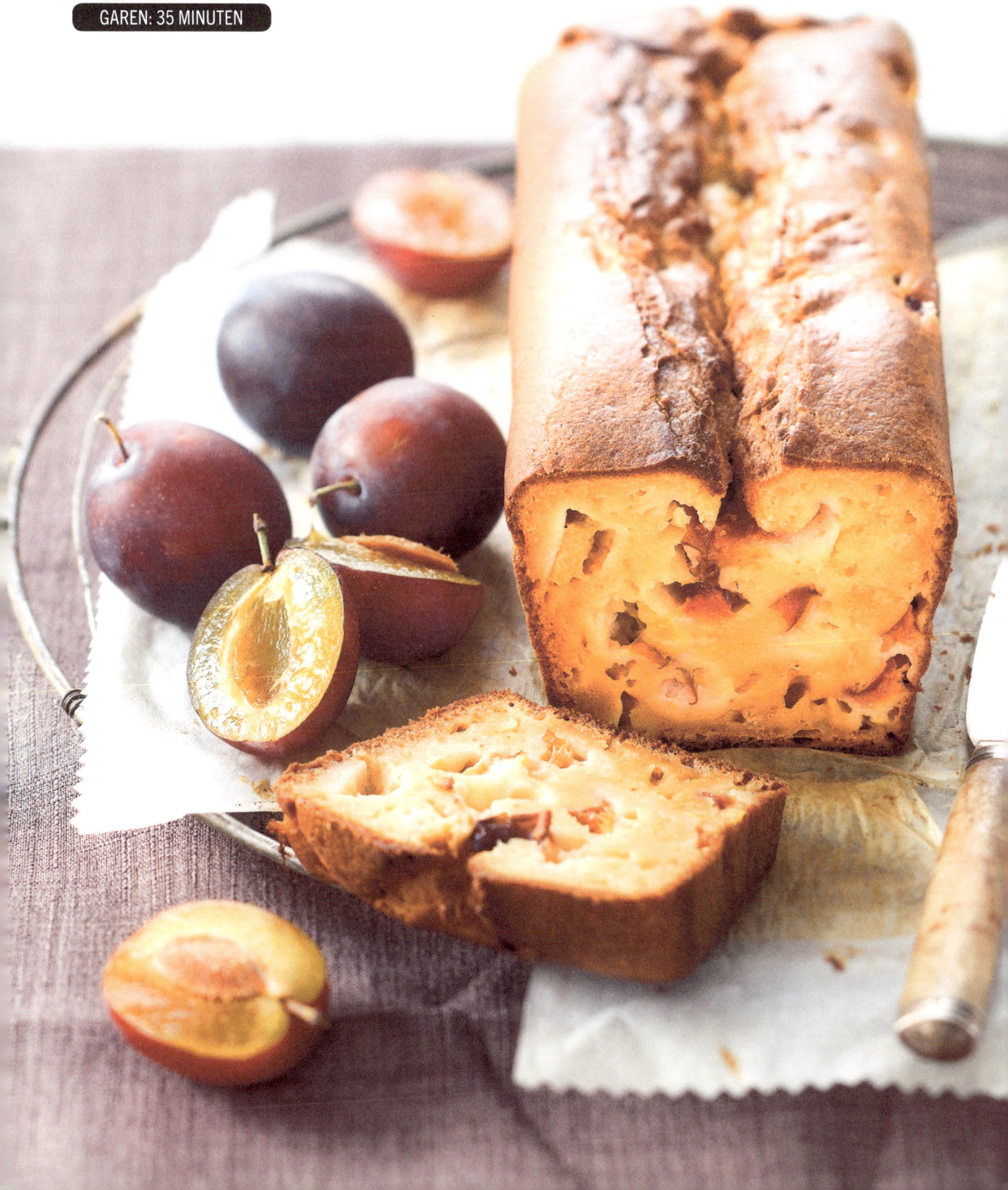

54 SCHOKOKÜCHLEIN
mit schmelzendem Kern

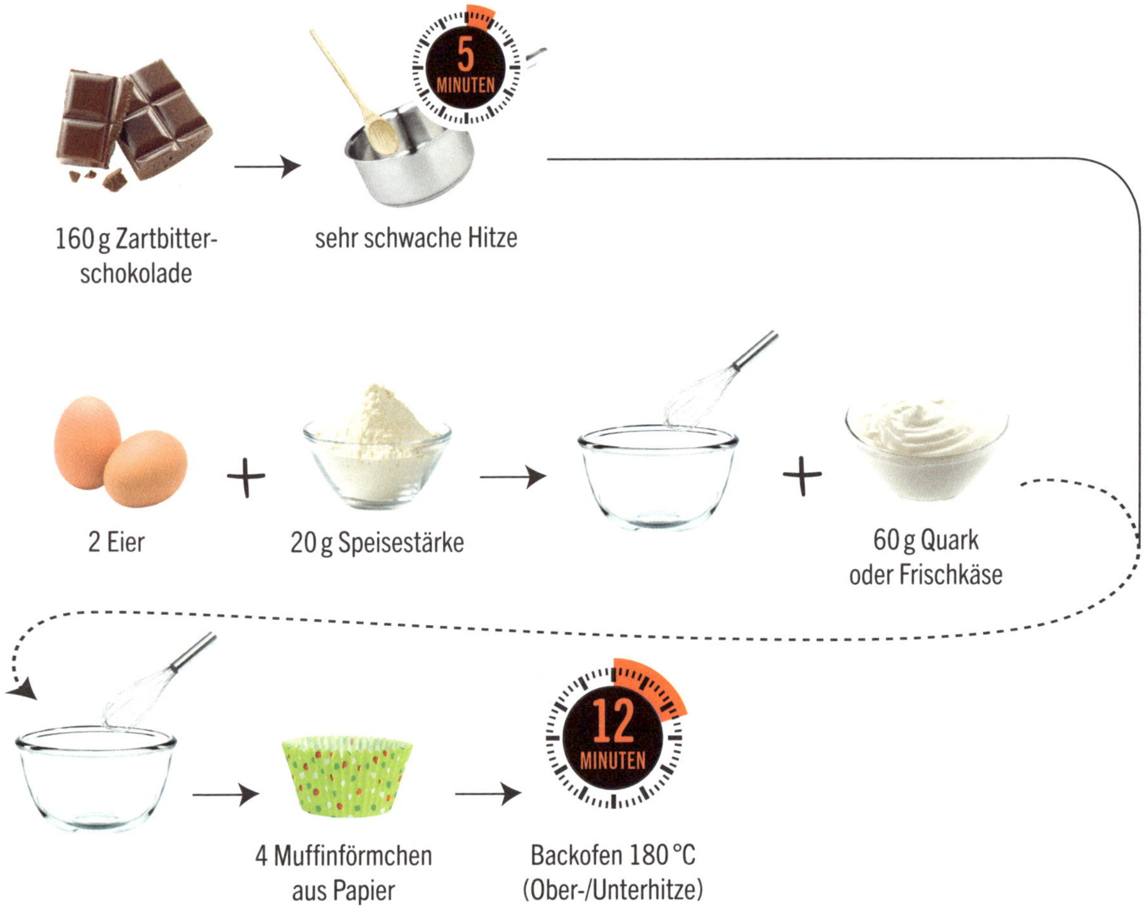
5
MINUTEN
160 g Zartbitter-
schokolade
sehr schwache Hitze
2 Eier
20 g Speisestärke
60 g Quark
oder Frischkäse
12
MINUTEN
4 Muffinförmchen
aus Papier
Backofen 180 °C
(Ober-/Unterhitze)

FÜR 4 PERSONEN

VORBEREITEN: 10 MINUTEN

GAREN: 17 MINUTEN

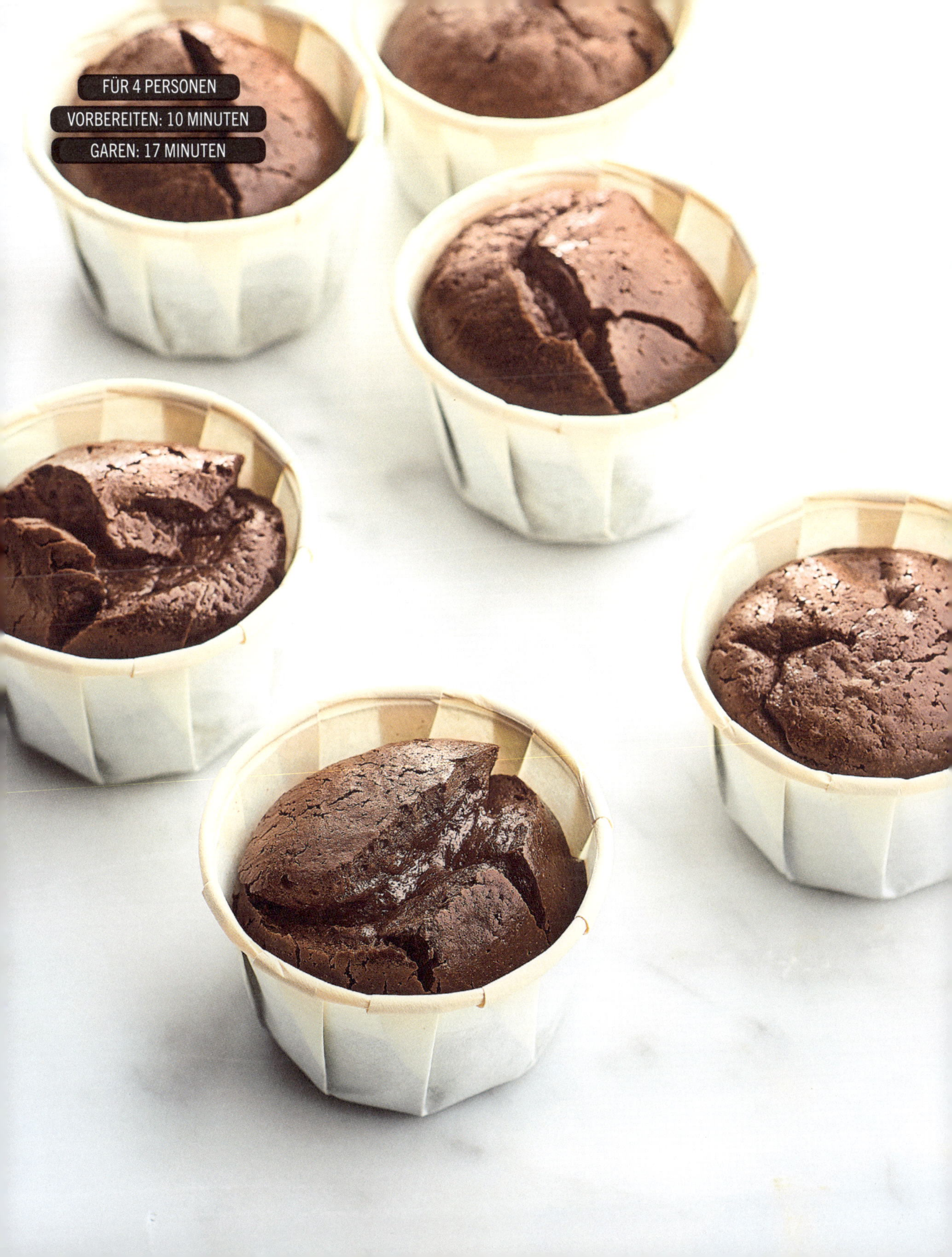

55 HEIDELBEERCRUMBLE
mit Haferflocken

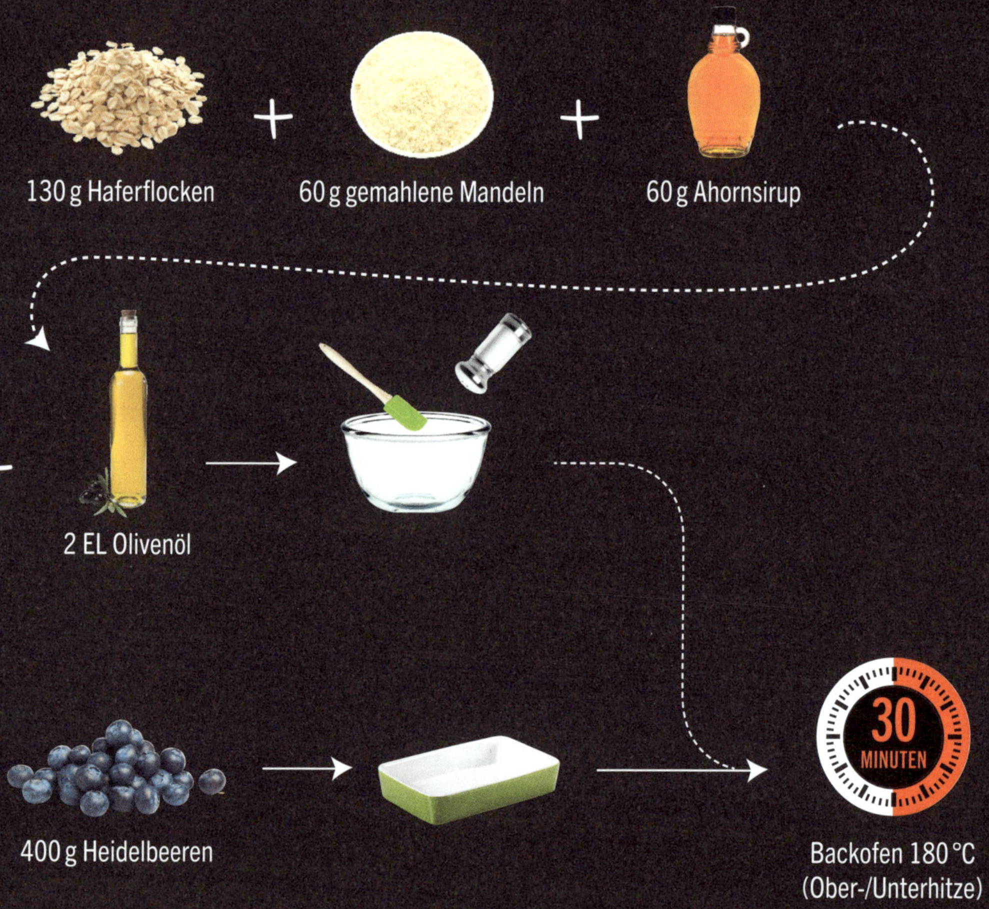

130 g Haferflocken
60 g gemahlene Mandeln
60 g Ahornsirup
2 EL Olivenöl
400 g Heidelbeeren
30
MINUTEN
Backofen 180 °C
(Ober-/Unterhitze)

FÜR 6 PERSONEN

VORBEREITEN: 10 MINUTEN

GAREN: 30 MINUTEN

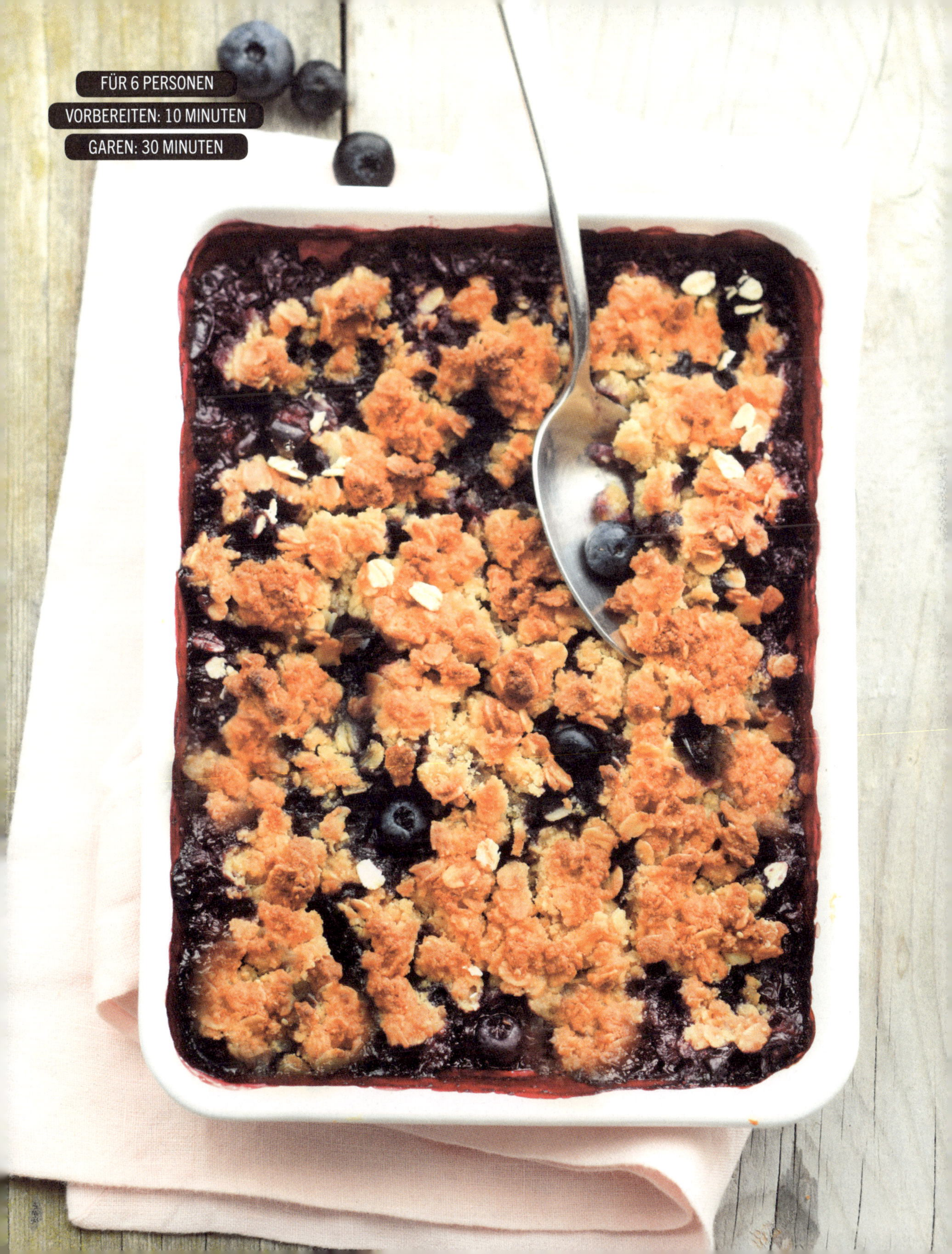

56 ERDBEERTÖRTCHEN
mit Kurkuma

12 Stück Roses de Reims (Fertigprodukt); alternativ Spekulatius → zerdrücken + 25 ml Wasser → in 4 Ringformen drücken

40 ml Milch + 60 g Speisestärke → mittlere Hitze (5 MINUTEN) → vom Herd nehmen

+ 20 g Agavendicksaft + 2 Prisen gemahlene Kurkuma → kalt stellen (15 MINUTEN)

10 g Mandelblättchen → starke Hitze (3 MINUTEN)

300 g Erdbeeren → halbieren →

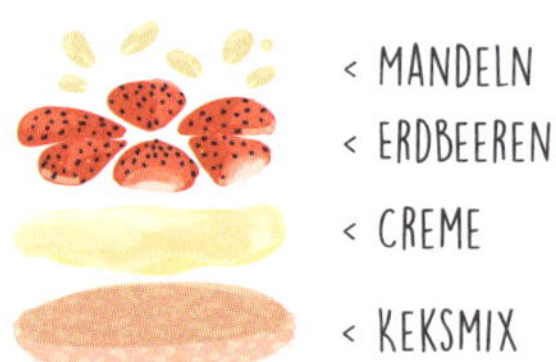

→ im Kühlschrank ziehen lassen (30 MINUTEN)

FÜR 4 PERSONEN

VORBEREITEN: 25 MINUTEN

KÜHLEN: 45 MINUTEN

GAREN: 5 MINUTEN

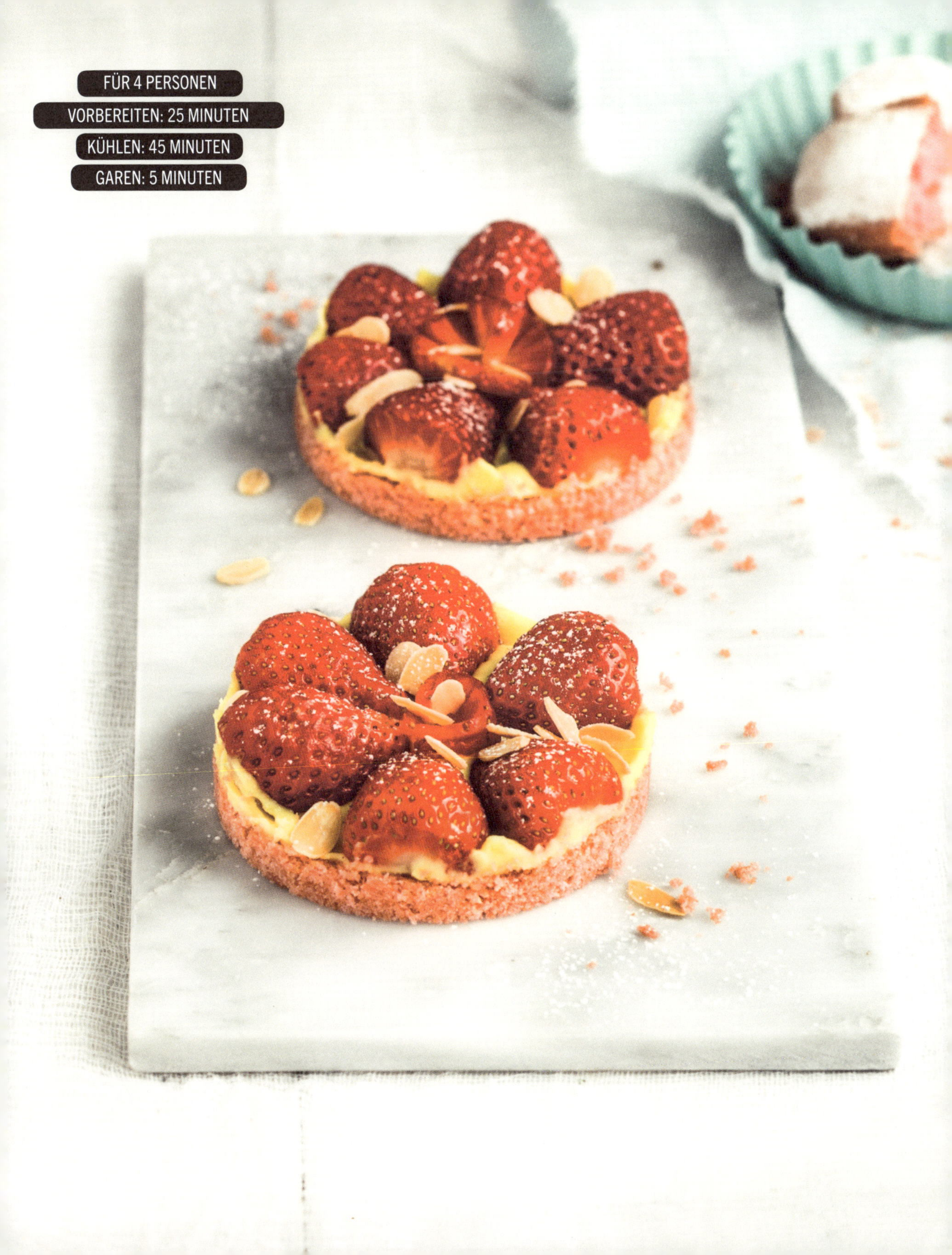

57 DINKELTARTELETTES
mit Heidelbeeren

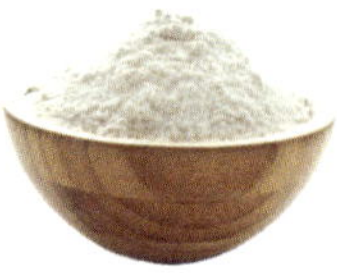
160 g Dinkelmehl, Type 630

\+ 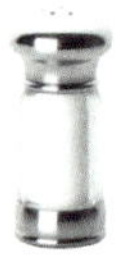
1 Prise Salz

\+ 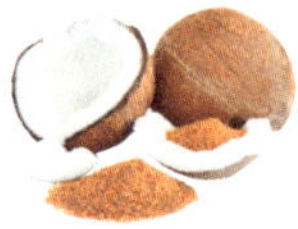
30 g Kokosblütenzucker

\+ 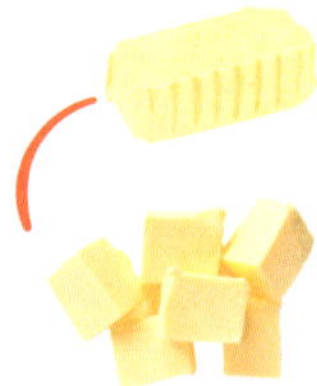
100 g Halbfettmargarine

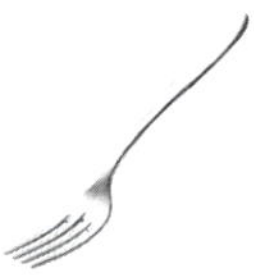
zerdrücken

\+ 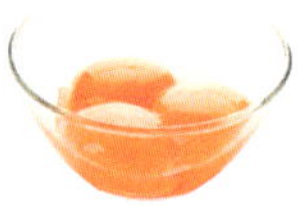
2 Eigelb

→ 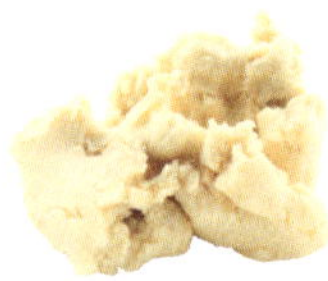
zu einem Mürbeteig kneten

→ 

kalt stellen

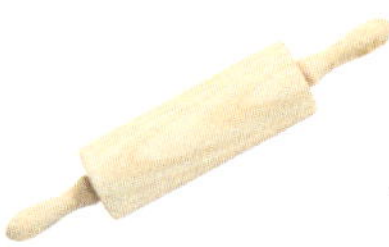
5 mm dünn ausrollen

→ 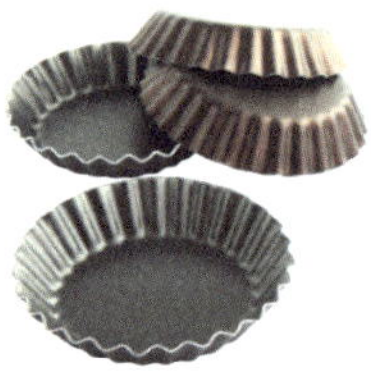

→ 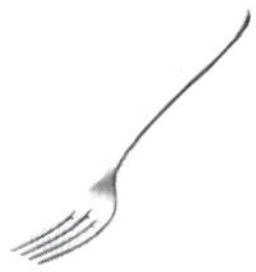
einstechen

→ 

Backofen 180 °C (Ober-/Unterhitze)

\+ 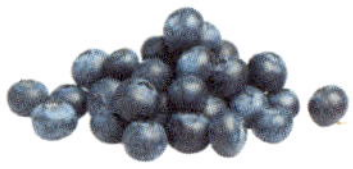
240 g Heidelbeeren

\+ 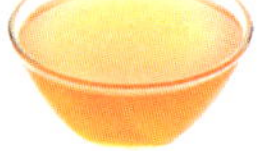
3 EL Agavendicksaft

FÜR 6 TÖRTCHEN

VORBEREITEN: 15 MINUTEN

GAREN: 10 MINUTEN

KÜHLEN: 20 MINUTEN

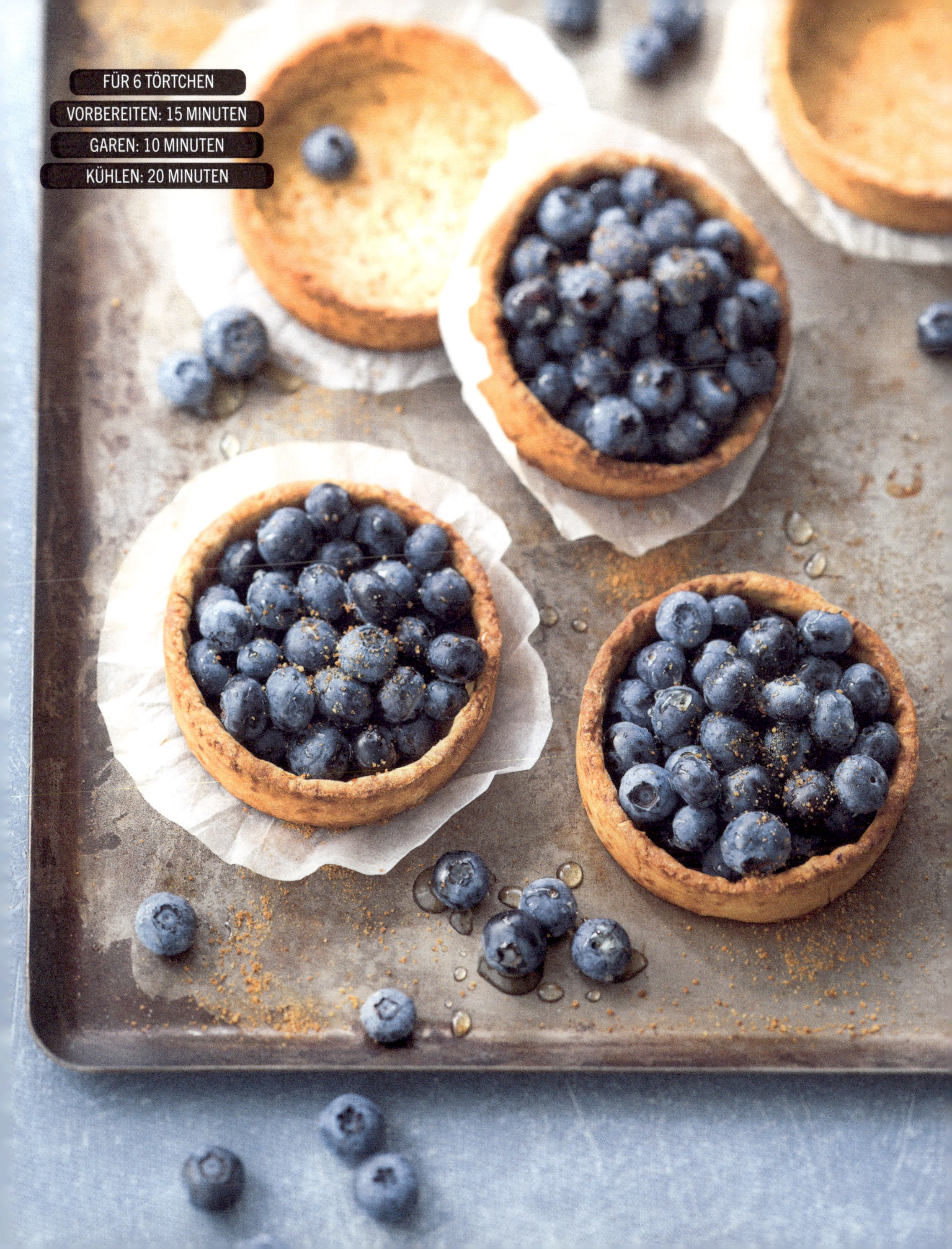

58 APRIKOSENCLAFOUTIS

mit Mandeln und Agavendicksaft

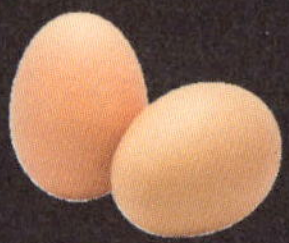 + 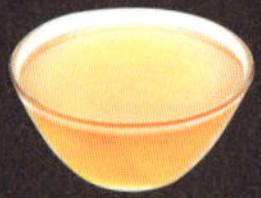 + 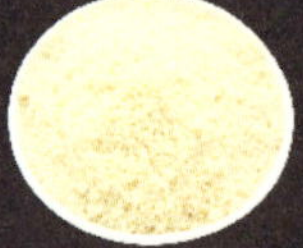 + 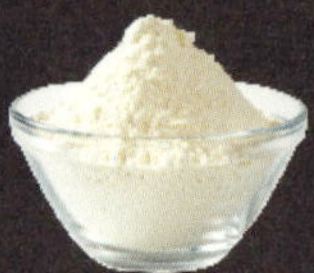

2 Eier | 2 EL Agavendicksaft | 50 g gemahlene Mandeln | 80 g Speisestärke

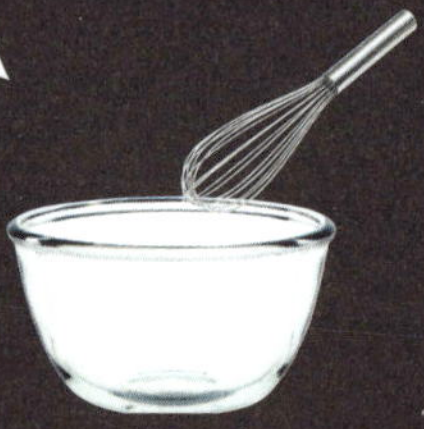 + 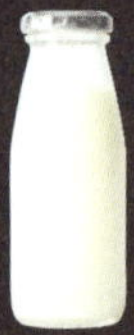 → 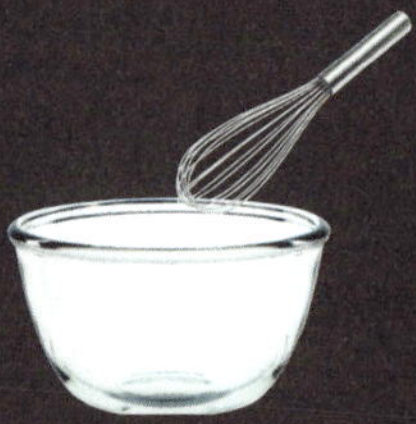

300 ml Milch

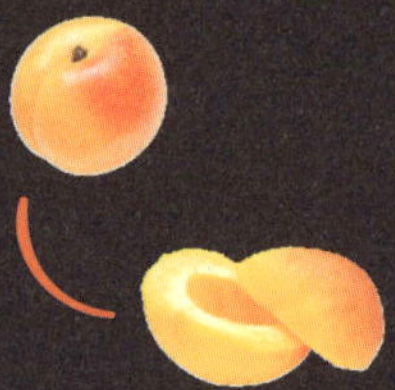 → 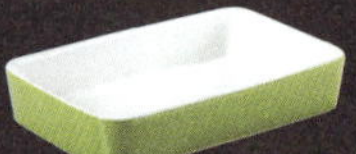 → 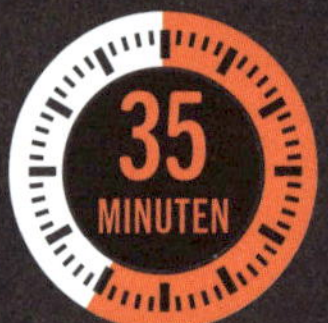

8 Aprikosen

Backofen 180 °C
(Ober-/Unterhitze)

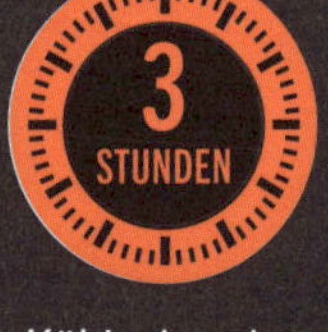

im Kühlschrank vor
dem Verzehr kühlen

FÜR 6 PERSONEN
VORBEREITEN: 10 MINUTEN
GAREN: 35 MINUTEN
KÜHLEN: 3 STUNDEN

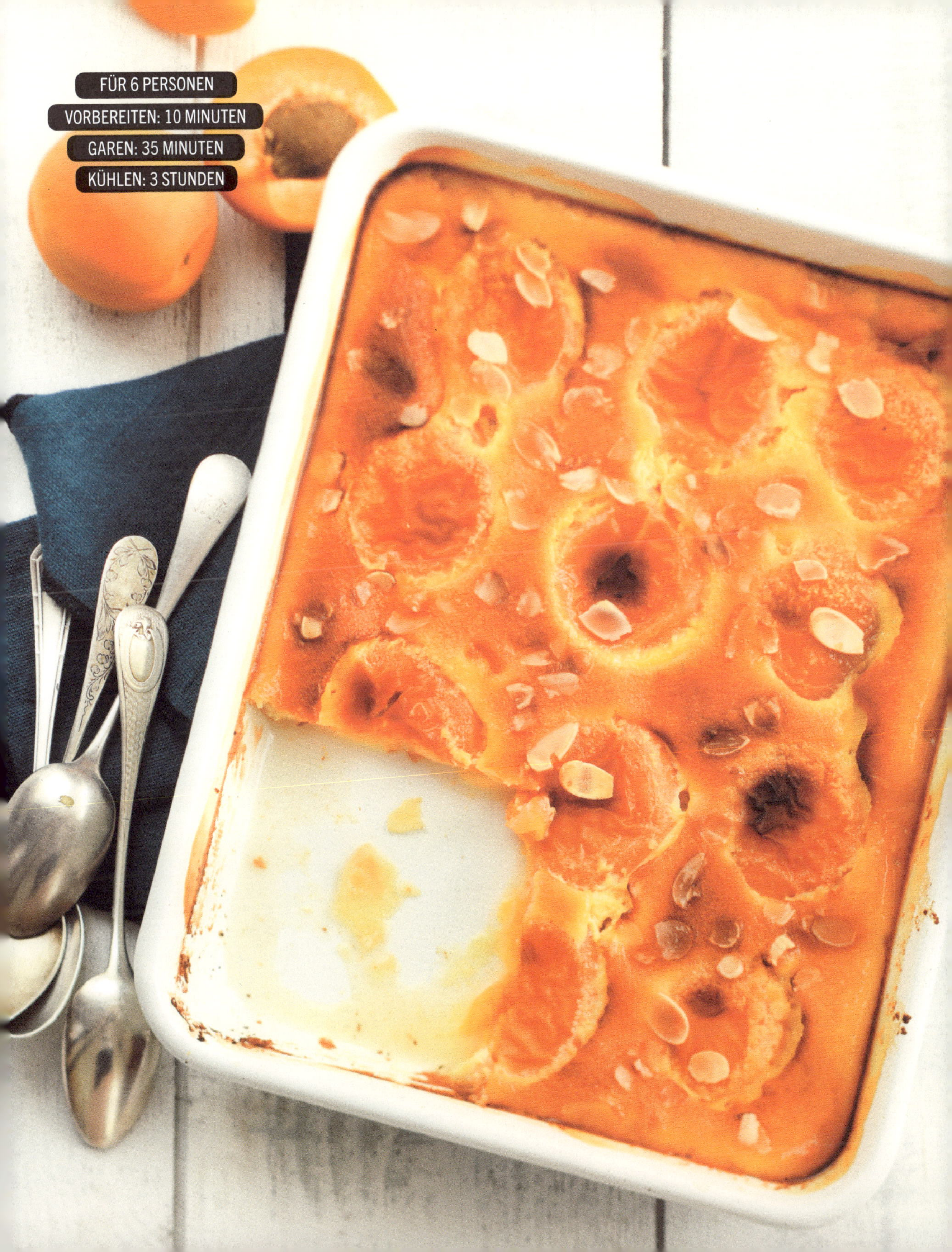

59 BIRNENGRATIN

mit Sahne

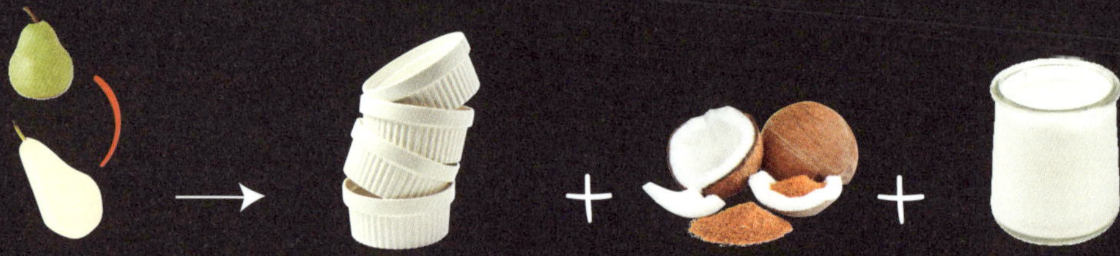

1 Birne → Souffléförmchen + 5 g Kokosblütenzucker + 10 g Sahne

(4 x)

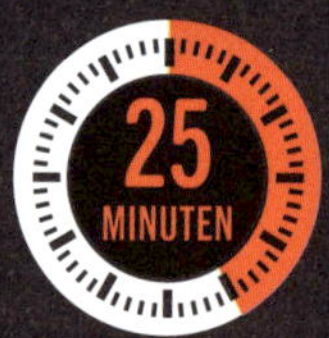

Backofen 180 °C (Ober-/Unterhitze)

FÜR 4 PERSONEN

VORBEREITEN: 10 MINUTEN

GAREN: 25 MINUTEN

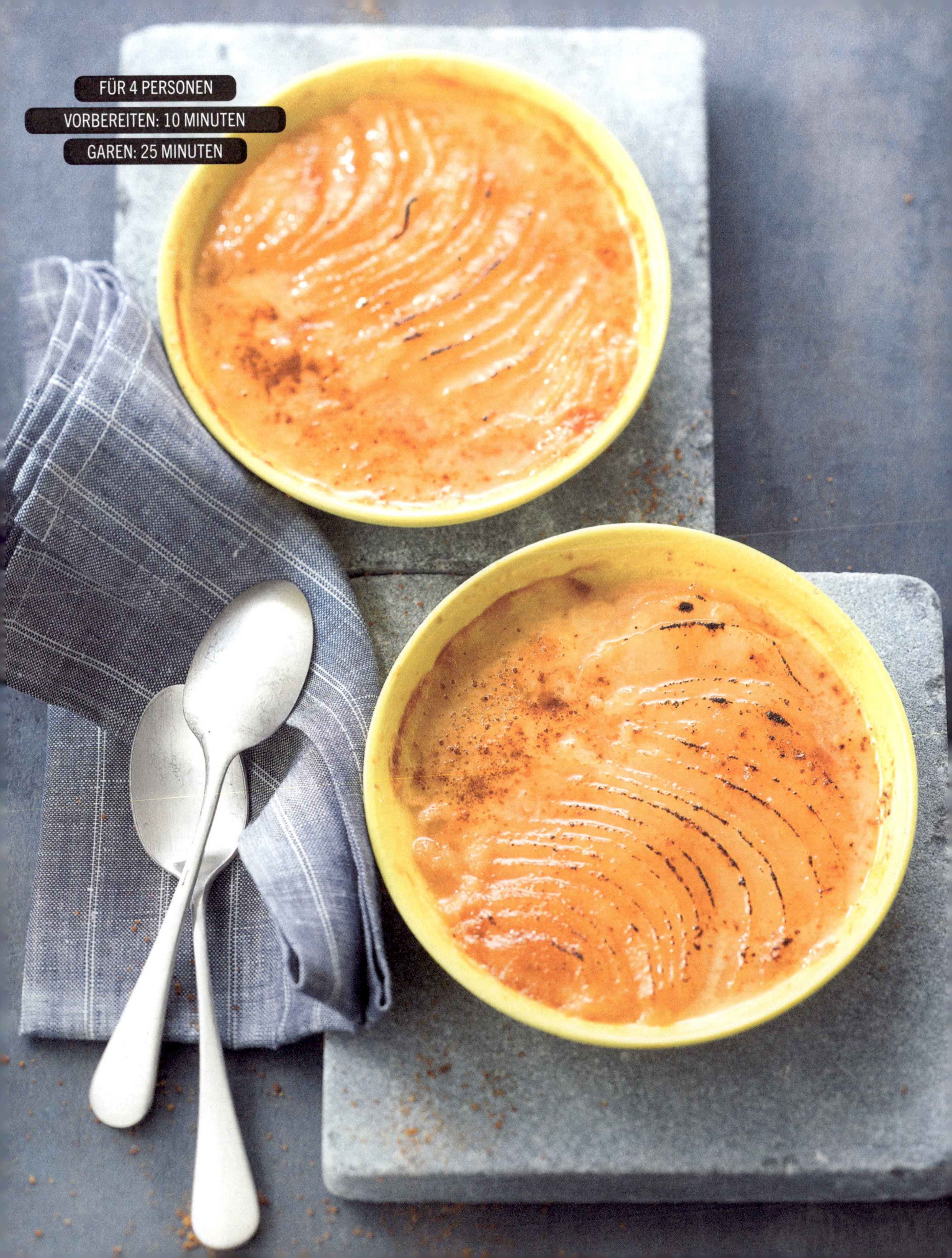

60 ORANGE UND MANGO

würzig eingelegt

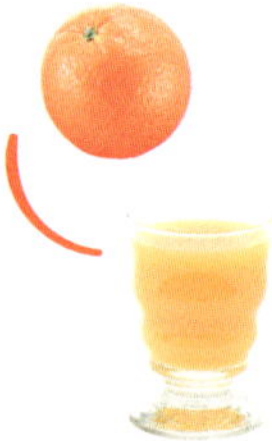

Saft von
4 Orangen

\+

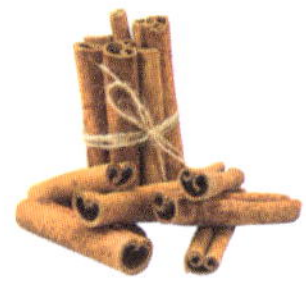

1 Stange Zimt

\+

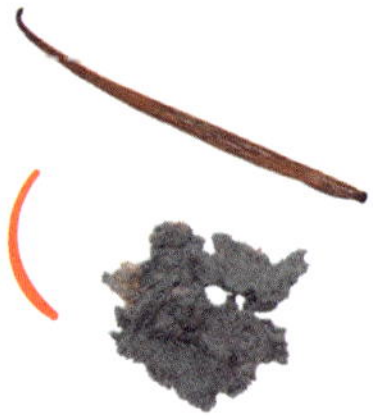

½ Vanilleschote,
Mark ausgekratzt

\+

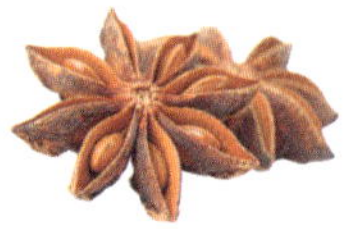

2 Sternanis

→

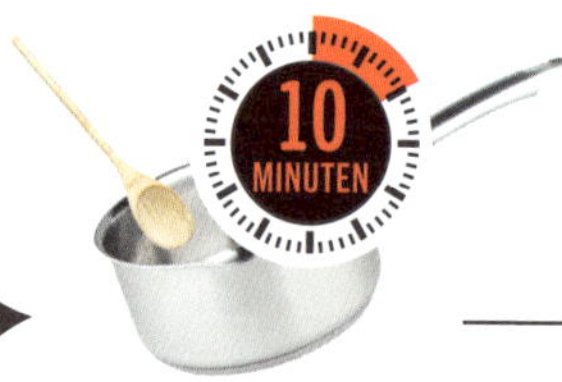

mittlere Hitze, dann
Vanilleschote entsorgen

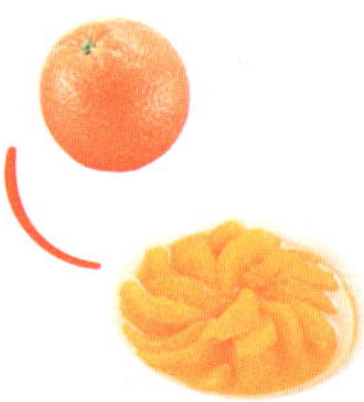

2 Orangen

\+

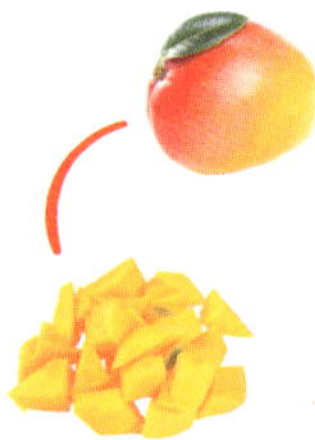

1 Mango

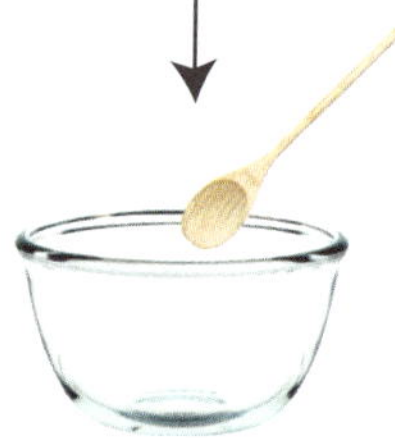

→

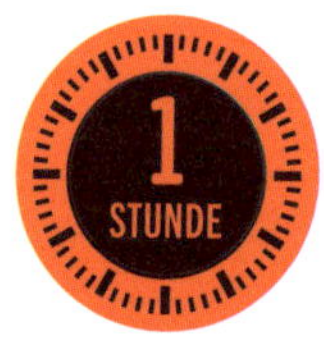

im Kühlschrank
vor dem Verzehr kühlen

FÜR 4 PERSONEN

VORBEREITEN: 15 MINUTEN

GAREN: 10 MINUTEN

KÜHLEN: 1 STUNDE

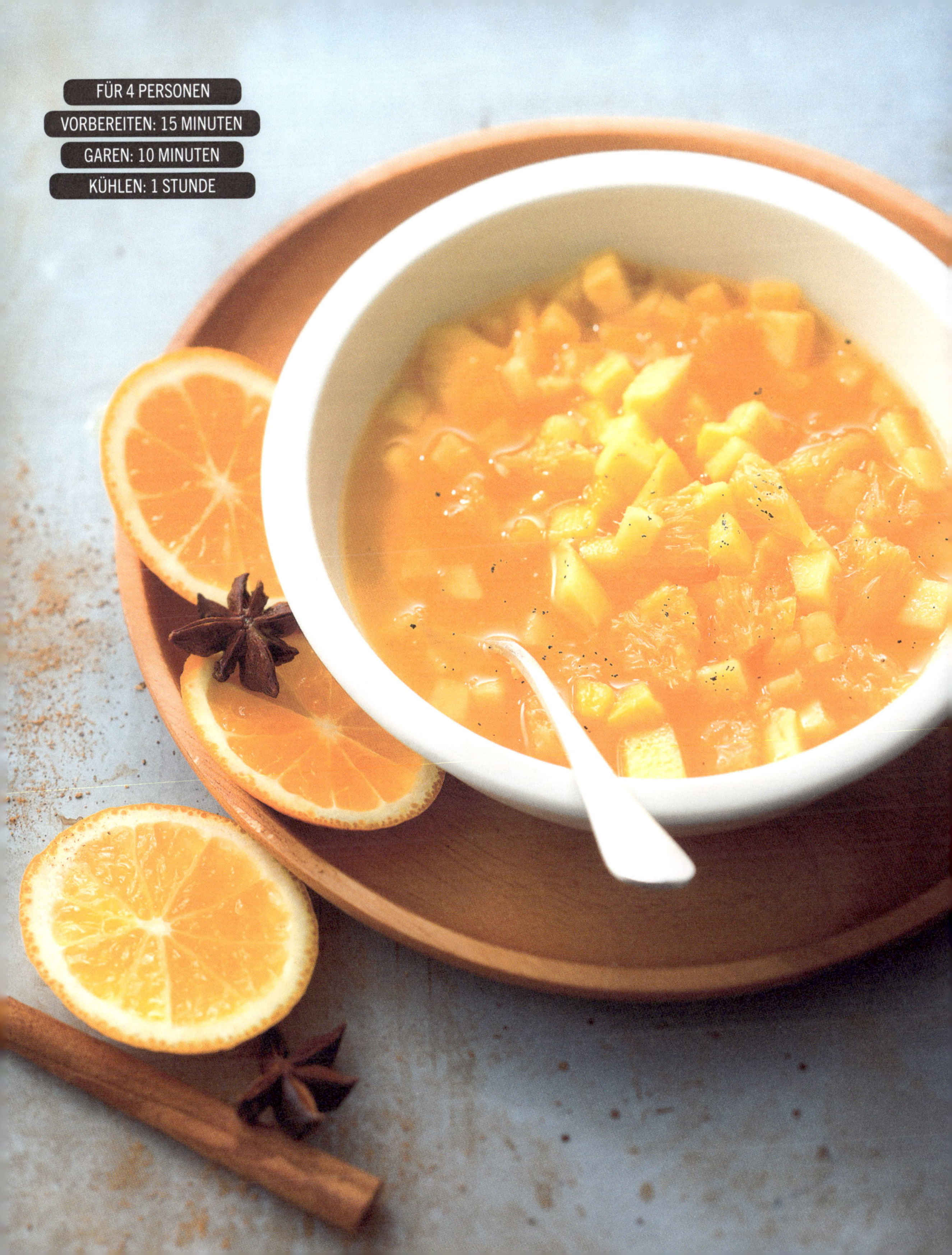

61

GEBRATENE ANANAS
mit Vanille

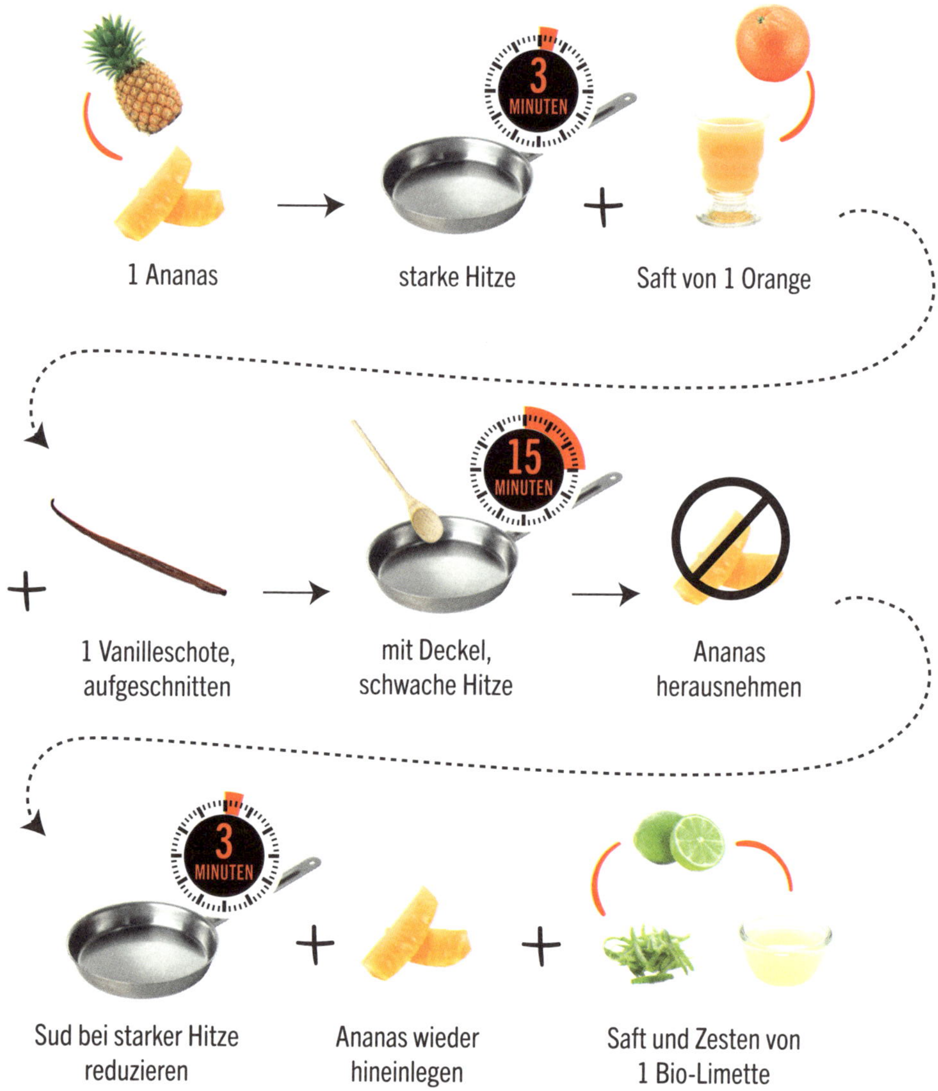
1 Ananas
3
MINUTEN
starke Hitze
Saft von 1 Orange
1 Vanilleschote, aufgeschnitten
15
MINUTEN
mit Deckel, schwache Hitze
Ananas herausnehmen
3
MINUTEN
Sud bei starker Hitze reduzieren
Ananas wieder hineinlegen
Saft und Zesten von 1 Bio-Limette

FÜR 4 PERSONEN

VORBEREITEN: 15 MINUTEN

GAREN: 21 MINUTEN

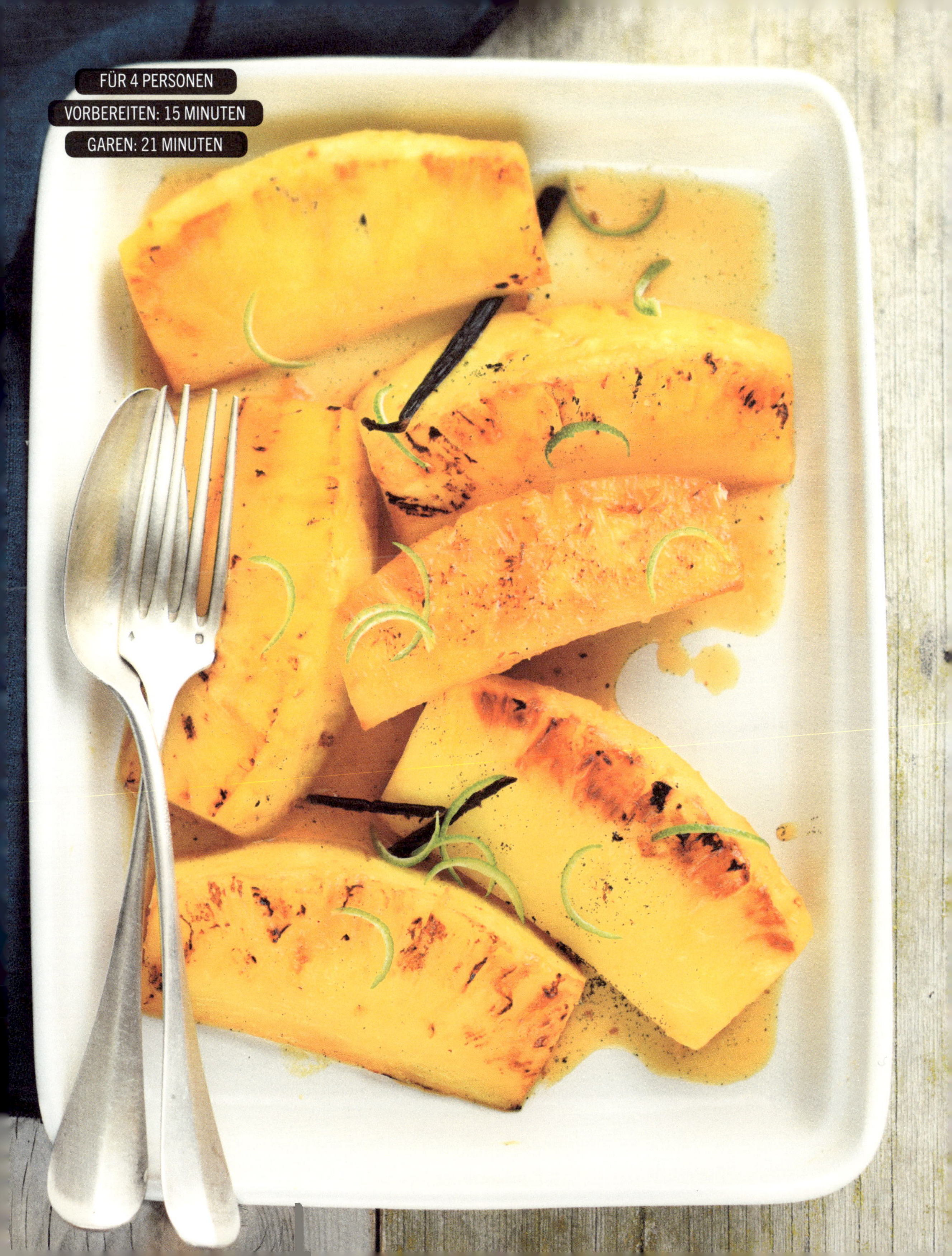

62 GEBACKENE ÄPFEL

mit Cidre

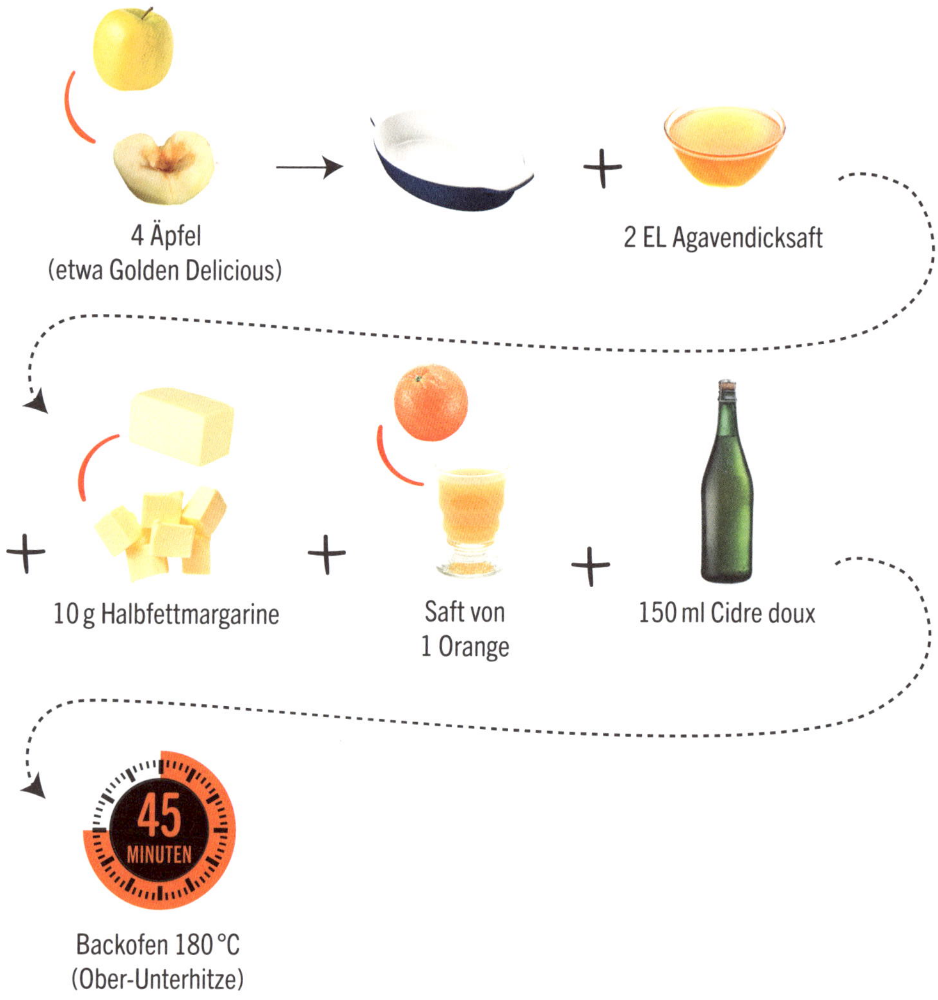
4 Äpfel
(etwa Golden Delicious)
2 EL Agavendicksaft
10 g Halbfettmargarine
Saft von
1 Orange
150 ml Cidre doux
45
MINUTEN
Backofen 180 °C
(Ober-Unterhitze)

FÜR 4 PERSONEN

VORBEREITEN: 10 MINUTEN

GAREN: 45 MINUTEN

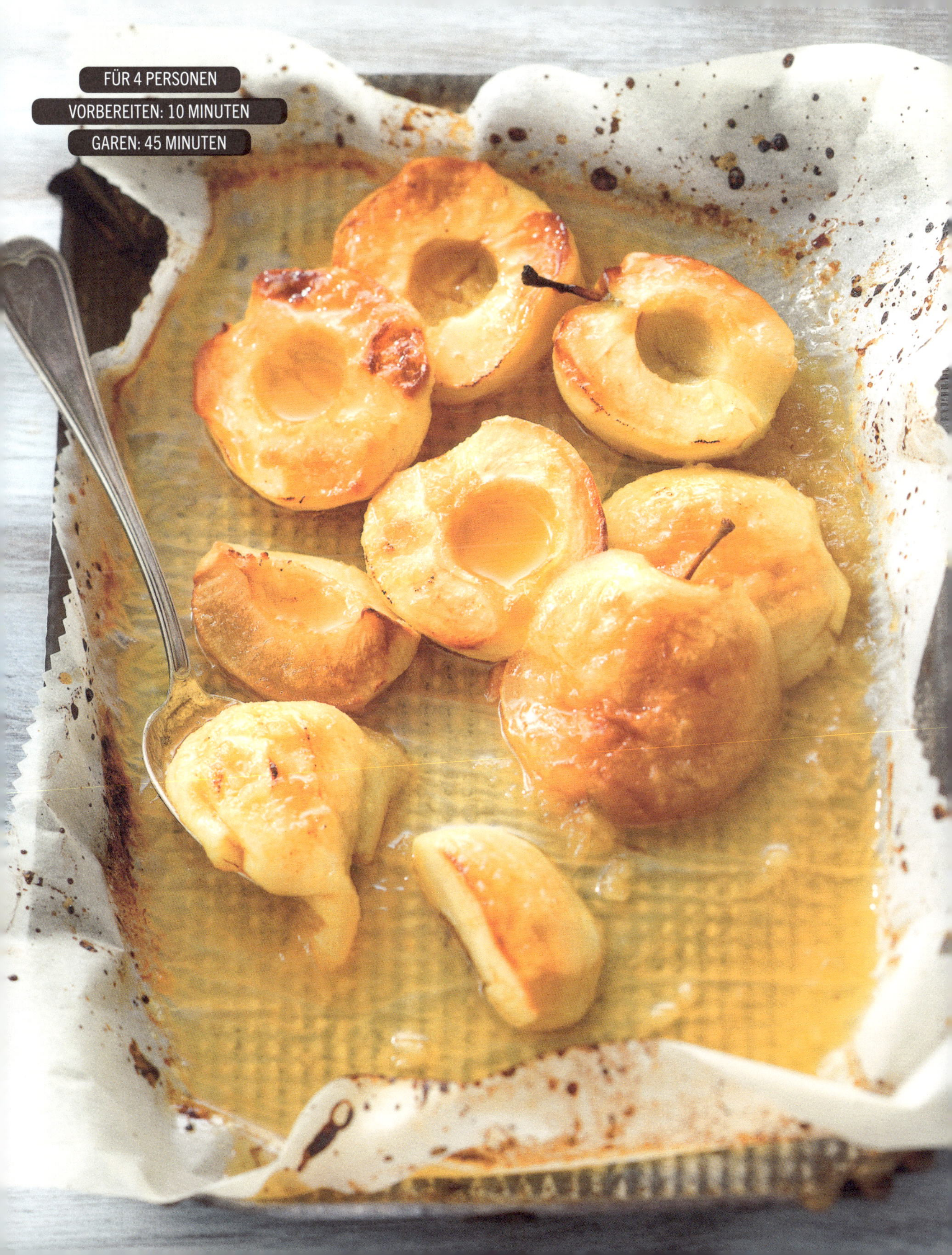

63 KOKOS-MANGO-CREME

im Handumdrehen

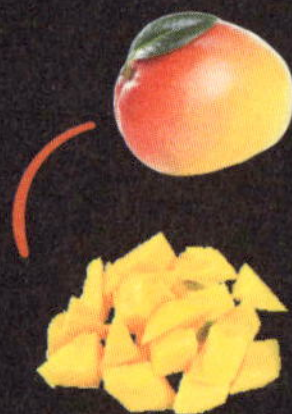

1 Mango

+

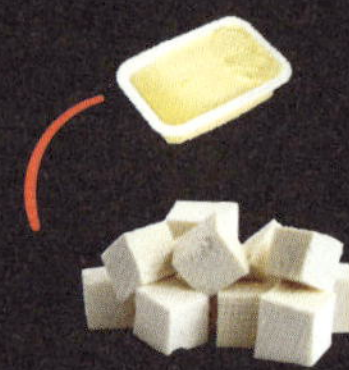

400 g Seidentofu

→

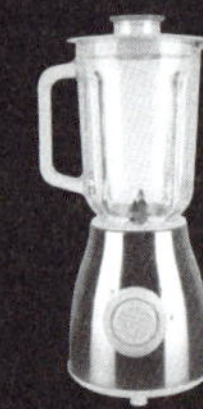

Mixer

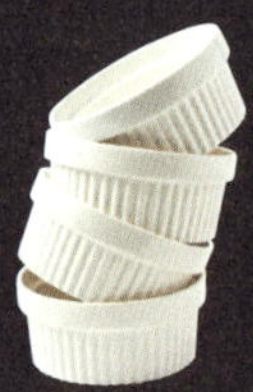

in 4 Souffléförmchen füllen

+

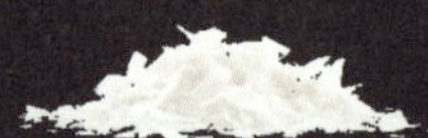

10 g Kokosraspel

→

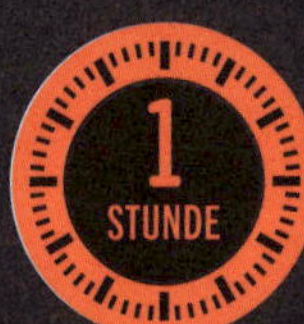

im Kühlschrank vor dem Verzehr kühlen

FÜR 4 PERSONEN

VORBEREITEN: 5 MINUTEN

KÜHLEN: 1 STUNDE

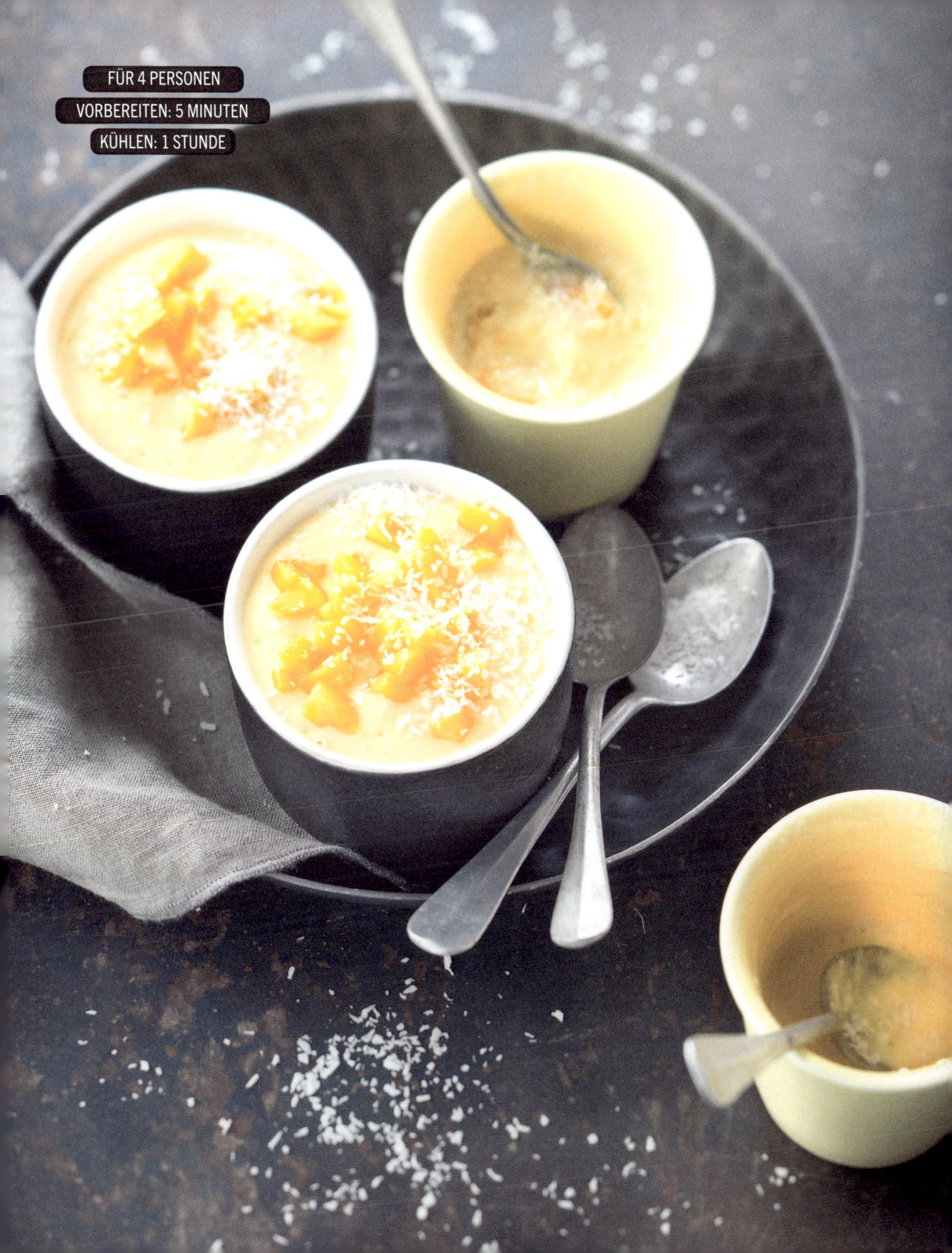

64 RHABARBERKOMPOTT
mit Erdbeeren

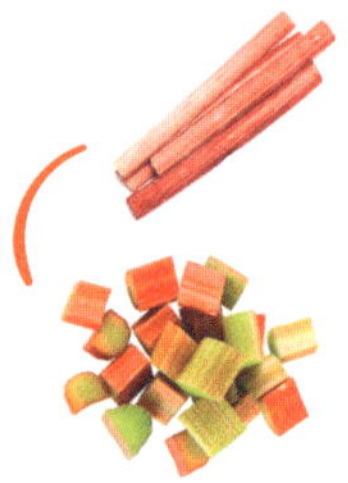

200 g Rhabarber

+

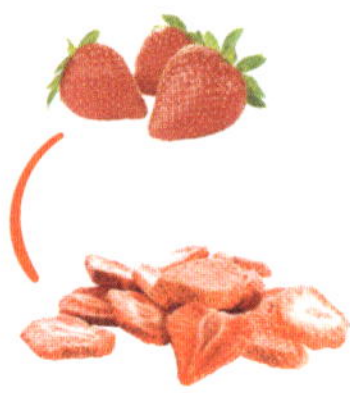

400 g Erdbeeren

+

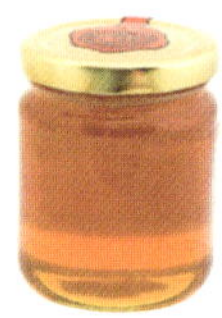

3 EL Honig

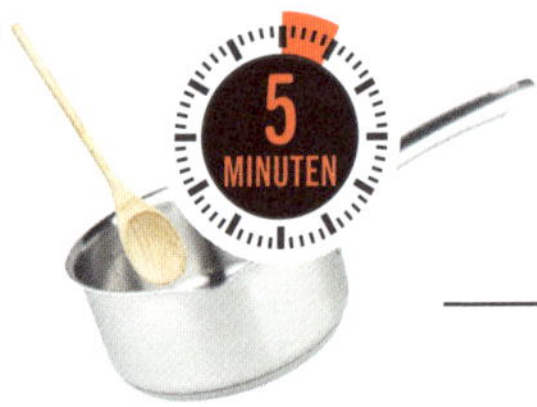

starke Hitze

→

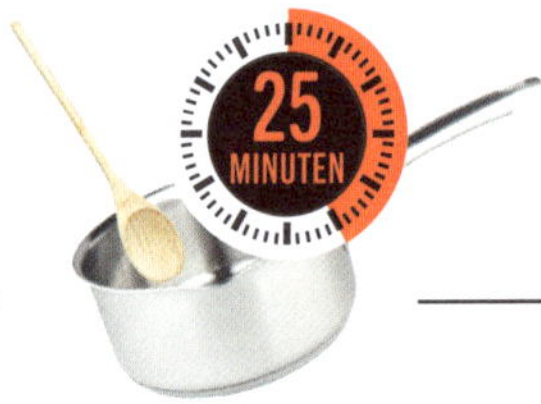

mit Deckel,
schwache Hitze

→

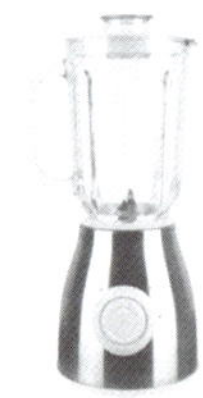

Mixer

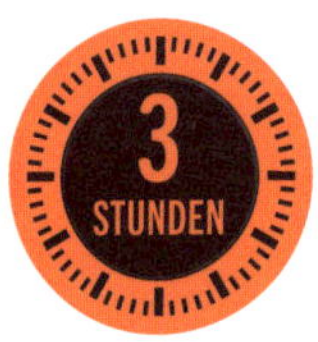

im Kühlschrank
vor dem Verzehr kühlen

FÜR 4 PERSONEN

VORBEREITEN: 10 MINUTEN

GAREN: 30 MINUTEN

KÜHLEN: 3 STUNDEN

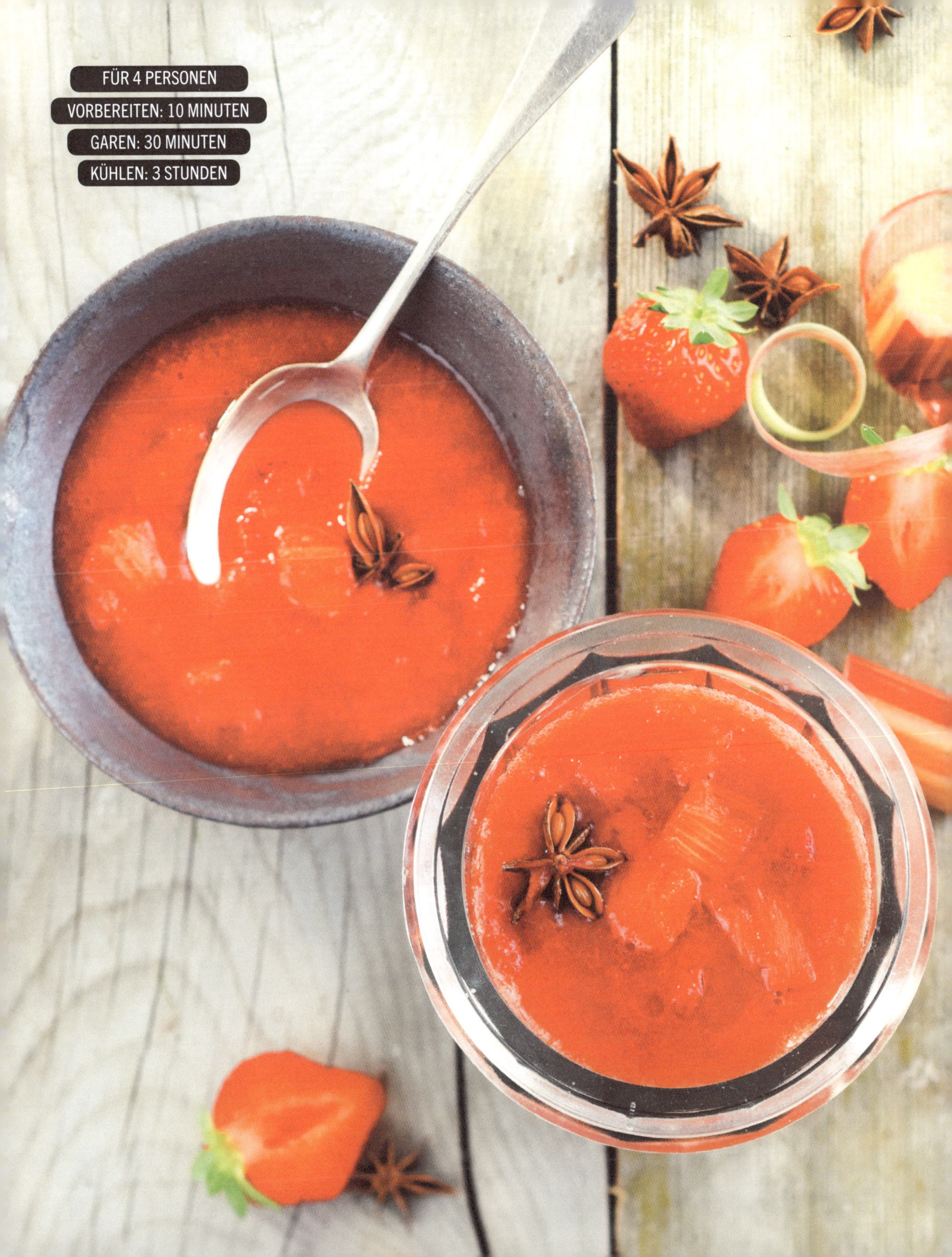

65 JOGHURTEIS

mit Himbeeren

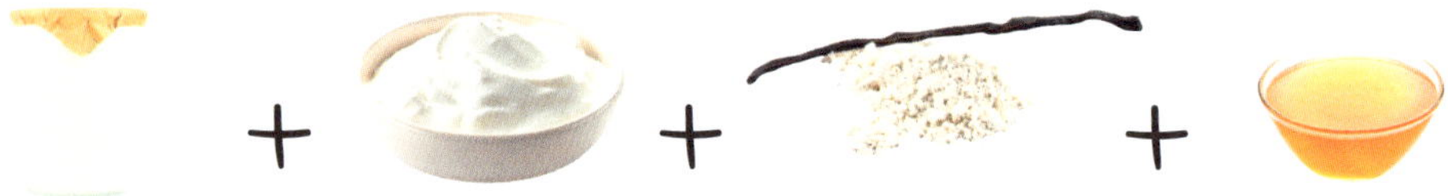

250 g Joghurt + 150 g Konditorsahne (35 % Fettgehalt), steif geschlagen + 2 Msp. gemahlene Vanille + 60 g Agavendicksaft

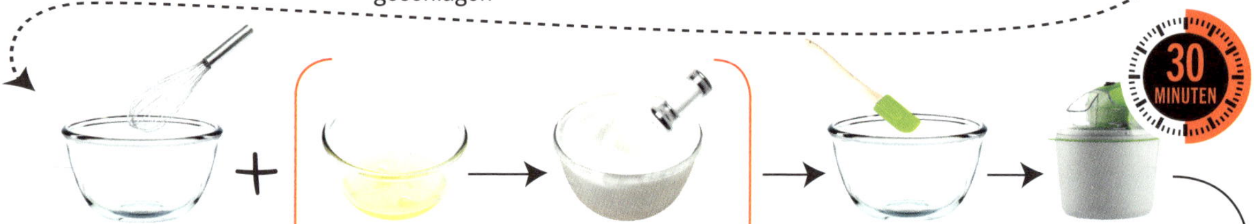

\+ 2 Eiweiß → ... mit 1 Prise Salz zu Eischnee schlagen → → in die Eismaschine

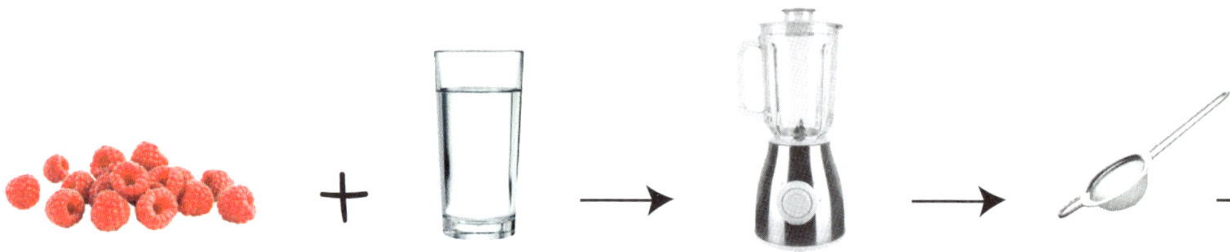

125 g Himbeeren + 50 ml Wasser → Mixer →

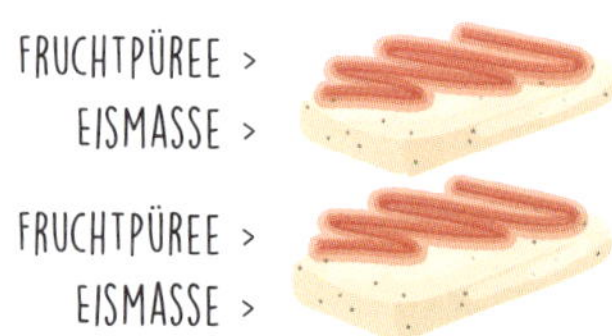

in eine Gefrierbox schichten

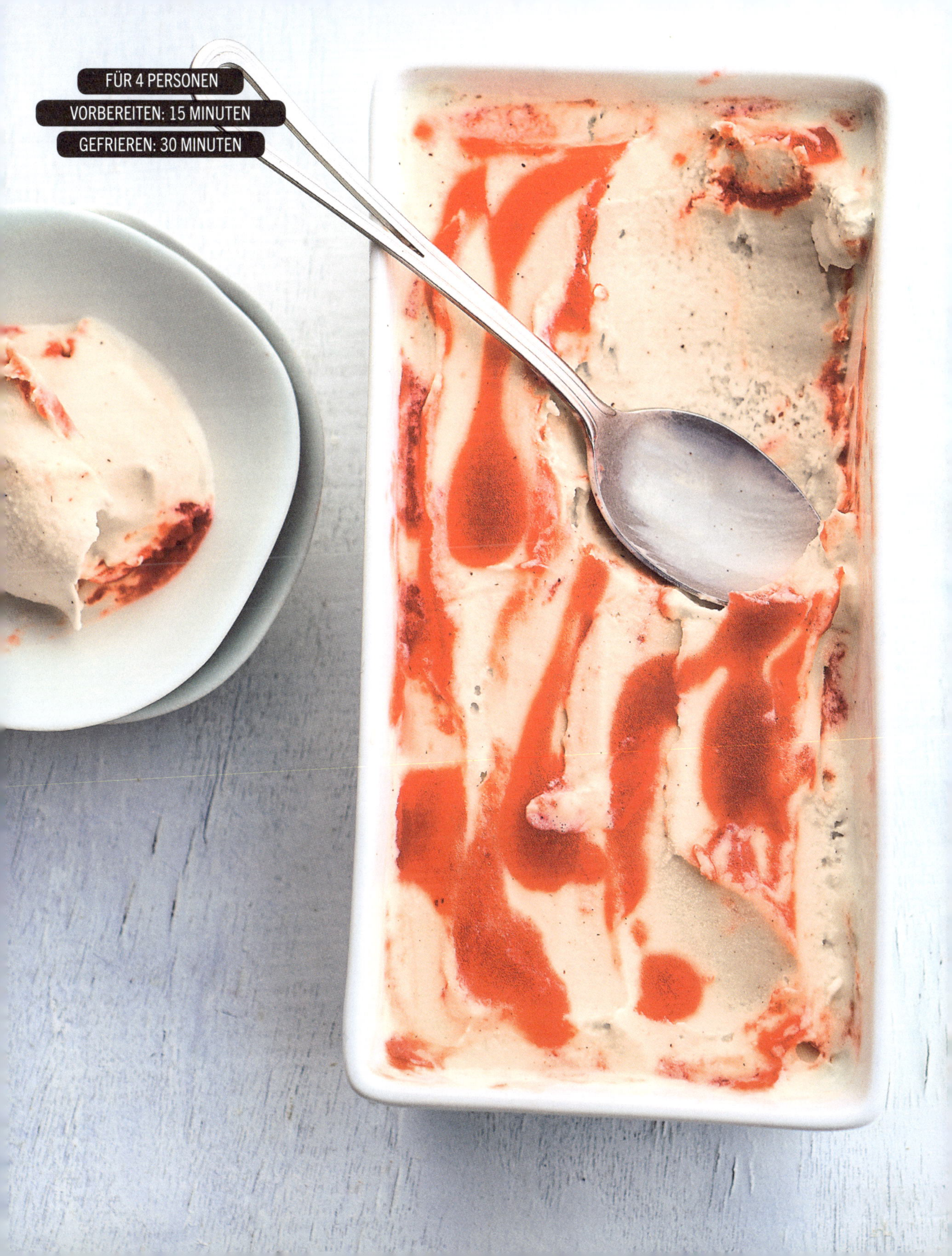
FÜR 4 PERSONEN
VORBEREITEN: 15 MINUTEN
GEFRIEREN: 30 MINUTEN

Einkaufslisten

01
MINI-MUFFINS
mit Spinat und Roquefort

1 Ei
80 g Mehl
½ Pck. Backpulver
50 ml Milch
15 g Babyspinat, plus mehr zum Garnieren
30 g Roquefort

02
TOFU-TEIGTASCHEN
mit Thunfisch

50 g im eigenen Saft eingelegter Thunfisch (Dose)
1 Schalotte
20 g Seidentofu
½ TL Paprikapulver edelsüß
2 Brikteigblätter (Kühlregal)
1 TL Milch

03
GURKENSALAT
mit Minze und Joghurtdressing

5 kleine Salatgurken
2 EL Zitronensaft
1 TL Olivenöl
100 g Joghurt
1 TL mittelscharfer Senf
12 Blätter Minze
1 TL Leinsamen

04
ROTE-BETE-CREME
mit Popcorn

1 Knolle vorgegarte Rote Bete
6 Wachteleier
150 g Frischkäse
1 EL Schalottenessig
1 TL Chiasamen
2 EL gehackte Petersilie
20 g Popcorn

05
ÜBERBACKENE BROTE
mit Tomate und Senf

4 Scheiben Roggenbrot
4 Knoblauchzehen
4 Tomaten
2 EL Senf
80 g Passata
2 EL Ziegenkäse
16 bunte Kirschtomaten
2 EL Olivenöl
8 Blätter Basilikum

06
TOMATENSALAT
nach libanesischer Art

2 Bund Petersilie
½ Bund Minze
2 Tomaten
1 Zwiebel
1 Zitrone
1 Schuss Olivenöl

07
SOJASPROSSENSALAT
mit Brokkoli

2 Bio-Zitronen
2 EL Olivenöl
1 TL Sesamöl
1 TL Sojasauce
1 Brokkoli
300 g Sojasprossen

08
ERDBEER-BASILIKUM-SALAT
mit roter Paprikaschote

1 EL Agavendicksaft
1 Bio-Limette
einige Basilikumblätter
1 TL Tamari
100 g Erdbeeren
1 rote Paprikaschote

09
FIXES CARPACCIO
aus bunten Beten

2 Knollen vorgegarte Rote Bete
2 Knollen vorgegarte Gelbe Bete
2 Knollen vorgegarte Ringelbete
2 EL Olivenöl
½ Bund Kerbel
Fleur de sel

10
KALTE SPARGELSUPPE
mit Radieschen

1 kg grüner Spargel
20 g Butter
600 ml Gemüsebrühe
100 g Sahne
4 Radieschen
1 Handvoll Croûtons

11

GURKENGAZPACHO
mit Ziegenfrischkäse und Dill

2 Salatgurken
2 EL grobes Salz
100 g Ziegenfrischkäse
½ Bund Dill

12

FRISCHE MELONE
mit Tomaten und Erdbeeren

1 Cantaloupe-Melone | 200 g Erdbeeren
14 Kirschtomaten (4 davon bunt)
7 EL Olivenöl
1 EL Balsamico-Essig

13

KAROTTENSUPPE
mit Kokosmilch

1 Zwiebel
2 TL Olivenöl
1 TL gemahlener Ingwer
1 kg Karotten
1 Würfel Hühnerbrühe
200 ml Kokosmilch

14

SELLERIECREMESUPPE
mit Äpfeln

1 große Knolle Sellerie
2 vorwiegend festkochende Kartoffeln
100 ml Soja-Kochcreme
2 süße Äpfel (etwa Golden Delicious)
2 TL geschmacksneutrales Pflanzenöl

15

KARTOFFELSUPPE
mit Radieschenblättern

1 Würfel Gemüsebrühe
4 vorwiegend festkochende Kartoffeln
2 Bund Radieschen
200 ml Soja-Kochcreme

16

BRÜHE MIT KAROTTEN
und Hähnchenbrustfilet

4 Karotten
1 Zwiebel
1 EL Olivenöl
2 Hähnchenbrustfilets (à 120 g)
1 l Hühnerbrühe
10 Stängel Schnittlauch

17

KÜRBISSUPPE
mit Ingwer

1 Hokkaidokürbis
2 Zwiebeln
1 Stück (2 cm) frischer Ingwer
1 Schuss Olivenöl

18

PAPRIKASUPPE
mit Rosmarin

1 Zwiebel
600 g rote Paprikaschoten
1 Schuss Olivenöl
1 Zweig Rosmarin
150 g Crème légère

19

OFENTOMATEN
mit Hackfleisch gefüllt

4 große Tomaten
300 g Rinderhackfleisch
50 g Räuchertofu
2 EL Reis
1 Zwiebel
1 Knoblauchzehe
5 Stängel Petersilie
1 Ei
1 Würfel Gemüsebrühe
180 g Tomatenmark

20

CHILI CON CARNE
auf leichte Art

400 g Rinderhackfleisch
400 g Kidneybohnen (Dose)
3 Paprikaschoten
400 g stückige Tomaten (Dose)
2 Zwiebeln
1–2 Spritzer Tabasco

21

FLEISCHBÄLLCHEN
mit Tomaten

500 g Rinderhackfleisch
1 Frühlingszwiebel
1 Schuss Olivenöl
250 g Kirschtomaten
2 Zweige Thymian

22

WOK MIT RINDFLEISCH,
Brokkoli und Chili

400 g Rindfleisch aus dem Bug
1 Schuss Olivenöl
1 kleine rote Chilischote
1 rote Zwiebel

Einkaufslisten

400 g Brokkoli
4 EL süße Sojasauce

23
ZUCCHINILASAGNE
orientalisch

1 Zwiebel
1 Schuss Olivenöl
400 g Kalbshackfleisch
200 g Passata
1 TL Ras el-Hanout
30 g Emmentaler
3 Zucchini

24
ZUCCHINIPFANNE
mit Kochschinken

2 Zucchini
1 Zwiebel
4 TL Olivenöl
50 g Mehl
3 Eier
150 ml Milch
150 g Kochsahne (15 % Fettgehalt)
100 g Kochschinken

25
ZIMT-HÄHNCHEN
mit Karottenschnitzen

3 Zwiebeln
3 EL Olivenöl
4 Hähnchenbrustfilets (à 120 g)
1 Prise gemahlener Zimt
800 g junge Karotten

26
ASIA-HÄHNCHEN
mit Sojasprossen

4 Hähnchenbrustfilets (à 150 g)
1 EL Olivenöl
1 Stück frischer Ingwer (1 cm)
2 Zwiebeln
500 g Sojasprossen
2 EL Sojasauce
½ Bund Koriandergrün

27
HÄHNCHENSCHMORTOPF
mit Zucchini und Oliven

2 Hähnchenkeulen ohne Haut
2 TL Olivenöl
2 Zwiebeln
3 Knoblauchzehen
1–2 EL Tajine-Gewürzmischung
500 ml Hühnerbrühe
10 entsteinte schwarze Oliven
2 EL Zitronensaft
4 Zucchini
20 g Kürbiskerne
3 Stängel Petersilie

28
PAPRIKA-PUTENBRUST
mit Sommergemüse

500 g Sommergemüse
4 Knoblauchzehen | 2 Frühlingszwiebeln
2 EL Olivenöl
1 Handvoll Petersilie
3 EL Balsamico-Essig
400 g Putenbrustfilet
2 EL Paprikapulver edelsüß

29
PUTENGESCHNETZELTES
in Senfsahne

4 Putenbrustfilets (à 150 g)
1 Schuss Olivenöl
2 EL körniger Senf
200 g Kochsahne (15 % Fettgehalt)

30
KANINCHENKEULEN
auf baskische Art

4 Kaninchenkeulen
1 Schuss Olivenöl
1 Zwiebel
2 rote Paprikaschoten
400 g stückige Tomaten (Dose)
2 Prisen Piment d'Espelette
4 Stängel Petersilie

31
THUNFISCHTATAR
mit Grünkohl und Mango

2 Stängel Zitronengras
2 Bio-Limetten
1 kleine rote Thai-Chilischote
12 Blätter Thai-Basilikum
4 EL Olivenöl
6 EL vietnamesische Fischsauce
1 Stück frischer Ingwer (2 cm)
2 zarte Blätter Grünkohl
480 g roher Thunfisch
2 kleine Mangos

32
THUNFISCHSTEAKS
mit Sesam und grünen Bohnen

3 EL süße Sojasauce
1 Limette
4 Thunfischsteaks (à 150 g)
1 Schuss Sesamöl

3 EL Sesam
400 g grüne Bohnen

33

FORELLE MIT FENCHEL

aus dem Backofen

2 Zitronen
1 Knoblauchzehe
1 Knolle Fenchel
2 EL Olivenöl
2 Lachsforellenfilets (à 180 g)
3 Zweige Rosmarin

34

ROTBARBENFILETS

mit gedünstetem Spargel

12 Stangen weißer Spargel
1 Orange
1 TL Senf | 1 TL Apfelessig
2 TL Honig | 2 TL Walnussöl
12 Rotbarbenfilets
1 rote Zwiebel
½ Bund Kerbel

35

GRÜNER SPARGELSALAT

mit Kabeljaufilet

1 Bund grüner Spargel
450 g Kabeljaufilet (Loins)
300 g Kirschtomaten
½ Bund Radieschen
Vinaigrette (Olivenöl, Dijonsenf, Zitronensaft)

36

MAROKKANISCHER

Fischtopf

1 Zwiebel
2 EL Olivenöl
3 EL Tajine-Gewürzmischung
8 Kabeljaufilets
3 bunte Paprikaschoten

37

SEELACHSFILETS

mit Parmesan

250 g Reis
2 Zweige Thymian
40 g Parmesan
4 Seelachsfilets (à 120 g)
1 EL Olivenöl | 8 EL Passata

38

KABELJAUPFANNE

mit Zitrone

400 g Kabeljaufilet (Loins)
1 Zitrone
3 Schalotten
1 EL Olivenöl
300 g kleine Champignons
50 g Petersilie
400 g kleine vorwiegend festkochende Kartoffeln

39

GEBRATENE GARNELEN

mit Pfirsich und Pistazienkernen

2 EL Olivenöl
1 Zitrone | 1 Knoblauchzehe
600 g rohe Garnelen
3 gelbfleischige Pfirsiche
100 g Pistazienkerne

40

GRÜNE TAGLIATELLE

mit Garnelen

2 Schuss Olivenöl
16 rohe geschälte Garnelen
2 EL vietnamesische Fischsauce
350 g frische grüne Tagliatelle mit Basilikum
1 Bund Koriandergrün

41

MIESMUSCHELN

im Currysud

3 Schalotten
1 EL Currypulver
1 Schuss Olivenöl
2,5 kg Miesmuscheln
300 ml Weißwein
3–4 Stängel Koriandergrün

42

ROHER ZUCCHINISALAT

mit Rucolapesto, Mohn und Feta

2 TL Olivenöl
100 g Rucola
20 g Pinienkerne
2 EL Zitronensaft
2 EL Mineralwasser mit Kohlensäure
2 Zucchini
30 g Feta
10 g Mohnsamen
einige Blätter Minze

43

GEFÜLLTE AUBERGINEN

mit Bulgur

½ Zwiebel
2 EL Olivenöl
100 g Bulgur
2 Auberginen
50 g Mandelkerne
5 Zweige Minze, plus mehr zum Garnieren
125 g Joghurt

Einkaufslisten

44
BROKKOLIGRATIN
mit Ziegenkäse

500 g Brokkoliröschen
100 g Ziegenkäse
100 ml Milch
100 g Kochsahne (15 % Fettgehalt)
3 Eier

45
AUBERGINENTOPF
mit Kichererbsen

2 Auberginen
1 TL getrockneter Thymian
2 Schuss Olivenöl
1 Zwiebel
2 Knoblauchzehen
2 EL Weinessig
2 EL Zucker
400 g stückige Tomaten (Dose)
400 g Kichererbsen (Dose)
2 EL gehackte Petersilie

46
FRITTATA
mit Erbsen

400 g junge Erbsen
4 Eier
1 rote Zwiebel
½ Bund Estragon
1 Schuss Olivenöl

47
ROTE-LINSEN-DAL
mit Kirschtomaten

300 g rote Linsen
200 ml fettreduziert Kokoscreme
1 Zwiebel
1 TL gemahlener Kreuzkümmel
300 g Kirschtomaten
einige Blätter Koriandergrün

48
TABOULÉ
mit Quinoa

1 El Olivenöl
300 g Quinoa
4 Tomaten | 1 Salatgurke
Vinaigrette (Olivenöl, Dijonsenf und Zitronensaft)
4 Stängel Petersilie

49
GEGRILLTE PAPRIKA
mit Ziegenkäse-Minze-Füllung

6 bunte Paprikaschoten
150 g Ziegenfrischkäse
½ Bund Minze
3 EL Balsamico-Creme

50
GRÜNE SPARGELTERRINE
aus der Mikrowelle

90 g grüner Spargel
40 g Haferflocken
1 Ei
1 kleine Zwiebel
4 EL Milch
1 Prise Backpulver
30 g Kochschinken
2 EL frisch geriebener Parmesan

51
SAFTIGER
Zitronenkuchen

3 Eier
80 g Agavendicksaft
60 g Mehl, Type 405
60 g Speisestärke
1 Pck. Backpulver
2 Bio-Zitronen
1 TL Natron
30 g Crème légère

52
SCHOKOLADENKUCHEN
mit Dinkelmehl

120 g Zartbitterschokolade
60 g Halbfettmargarine
3 Eier
30 g Kokosblütenzucker
60 g Dinkelmehl, Type 630
½ Pck. Backpulver
50 ml Milch
Butter für die Form

53
RICOTTAKUCHEN
mit Pflaumen

125 g Ricotta
40 g Agavendicksaft
2 Eier
125 g Mehl, Type 405
2 TL Backpulver
50 ml Rapsöl
3 Pflaumen

54
SCHOKOKÜCHLEIN
mit schmelzendem Kern

160 g Zartbitterschokolade
2 Eier
20 g Speisestärke
60 g Quark oder Frischkäse

55
HEIDELBEERCRUMBLE
mit Haferflocken

130 g Haferflocken
60 g gemahlene Mandeln
60 g Ahornsirup
2 EL Olivenöl
400 g Heidelbeeren

56
ERDBEERTÖRTCHEN
mit Kurkuma

12 Stück Roses de Reims (Fertigprodukt); alternativ Spekulatius
40 ml Milch
60 g Speisestärke
20 g Agavendicksaft
2 Prisen gemahlene Kurkuma
10 g Mandelblättchen
300 g Erdbeeren

57
DINKELTARTELETTES
mit Heidelbeeren

160 g Dinkelmehl, Type 630
30 g Kokosblütenzucker
100 g Halbfettmargarine
2 Eigelb
240 g Heidelbeeren
3 EL Agavendicksaft

58
APRIKOSENCLAFOUTIS
mit Mandeln und Agavendicksaft

2 Eier
2 EL Agavendicksaft
50 g gemahlene Mandeln
80 g Speisestärke
300 ml Milch
8 Aprikosen

59
BIRNENGRATIN
mit Sahne

4 Birnen
20 g Kokosblütenzucker
40 g Sahne

60
ORANGE UND MANGO
würzig eingelegt

6 Orangen
1 Stange Zimt
½ Vanilleschote
2 Sternanis
1 Mango

61
GEBRATENE ANANAS
mit Vanille

1 Ananas
1 Orange
1 Vanilleschote
1 Bio-Limette

62
GEBACKENE ÄPFEL
mit Cidre

4 Äpfel (etwa Golden Delicious)
2 EL Agavendicksaft
10 g Halbfettmargarine
1 Orange
150 ml Cidre doux

63
KOKOS-MANGO-CREME
im Handumdrehen

1 Mango
400 g Seidentofu
10 g Kokosraspel

64
RHABARBERKOMPOTT
mit Erdbeeren

200 g Rhabarber
400 g Erdbeeren
3 EL Honig

65
JOGHURTEIS
mit Himbeeren

250 g Joghurt
150 g Konditorsahne (35 % Fettgehalt)
2 Msp. gemahlene Vanille
60 g Agavendicksaft
2 Eiweiß
125 g Himbeeren

REGISTER

REZEPTNACHWEIS
© Larousse, Catherine Conan : 1, 2, 51, 52, 53, 54, 56, 57, 59, 60, 62, 63, 65 ; © Larousse, Anna Austruy : 3, 4, 5, 19, 27, 28, 37, 38, 42, 50 ; © Larousse, Noémie Strouk : 6, 17, 18, 20, 21, 22, 23, 29, 30, 32, 41, 46, 47, 48, 49, 55, 58, 61, 64 ; © Larousse, Catherine Moreau : 7, 9, 11, 14, 15, 16 ; © Larousse, Ellen Frémont : 8 ; © Larousse, Coralie Ferreira : 10 ; © Larousse, Bérengère Abraham : 12, 39, 43 ; © Larousse, Aude Royer : 13 ; © Larousse, Béatrice Vigot-Lagandré : 24, 44 ; © Larousse, Camille Depraz : 25, 26, 40, 48 ; © Larousse, Sophie Dupuis-Gaulier : 31 ; © Larousse, Rachel Frély : 33, 34 ; © Larousse, Anne Loiseau : 35, 36 ; © Larousse, Pauline Dubois : 45.

BILDNACHWEIS
© Larousse, Delphine Constantini : 1, 2, 24, 65, 44, 51, 56 ; © Larousse, Amandine Honegger : 3, 4, 5, 19, 27, 28, 37, 38, 42, 48, 50 ; © Larousse, Olivier Ploton : 6, 17, 18, 20, 21, 22, 23, 29, 30, 32, 41, 46, 47, 49, 55, 58, 61, 64 ; © Larousse, Ellen Frémont : 8 ; © Larousse, Philippe Vaurès-Santamaria : 9, 11, 14, 15, 16 ; © Larousse, Aline Princet : 10, 52, 53, 57, 59, 60, 62, 63 ; © Larousse, Marie-José Jarry : 12, 39, 43 ; © Larousse, Fabrice Besse : 13, 40 ; © Larousse, Emanuela Cino : 25, 26, 36 ; © Larousse, Guillaume Czerw : 31 ; © Larousse, Amandine Honegger : 33, 34 ; © Larousse, Fabrice Veigas : 45 ; © Larousse, Charly Deslandes : 54, 65.

BILDAGENTUREN
© Larousse, © Shutterstock, © Thinkstock.

DK | Penguin Random House

Für die deutsche Ausgabe:
Programmleitung Monika Schlitzer
Redaktionsleitung und Projektbetreuung Anne Heinel
Herstellungsleitung Dorothee Whittaker
Herstellungskoordination Ksenia Lebedeva
Herstellung Stefanie Staat

Übersetzung Wiebke Krabbe
Lektorat Annika Genning, Text-Genuss
Covergestaltung Stefanie Staat

Titel der französischen Originalausgabe: La Cuisine Sans Blabla – Recettes Light

Der Originaltitel erschien 2019 in Frankreich bei Larousse, Paris.

ISBN 978-3-8310-3963-0

Druck und Bindung Estella Graficas, Spanien

www.dorlingkindersley.de